Pedro Emilio Garcia
María Elena Samar
Rodolfo Esteban Avila

LE MARQUEUR KI67 DANS LES TUMEURS DES GLANDES SALIVAIRES.

Pedro Emilio Garcia
María Elena Samar
Rodolfo Esteban Avila

LE MARQUEUR KI67 DANS LES TUMEURS DES GLANDES SALIVAIRES.

SIGNIFICATION PRONOSTIQUE : ÉTUDE CLINICOPATHOLOGIQUE

ScienciaScripts

Imprint
Any brand names and product names mentioned in this book are subject to trademark, brand or patent protection and are trademarks or registered trademarks of their respective holders. The use of brand names, product names, common names, trade names, product descriptions etc. even without a particular marking in this work is in no way to be construed to mean that such names may be regarded as unrestricted in respect of trademark and brand protection legislation and could thus be used by anyone.

Cover image: www.ingimage.com

This book is a translation from the original published under ISBN 978-620-3-87702-1.

Publisher:
Sciencia Scripts
is a trademark of
Dodo Books Indian Ocean Ltd., member of the OmniScriptum S.R.L Publishing group
str. A.Russo 15, of. 61, Chisinau-2068, Republic of Moldova Europe
Printed at: see last page
ISBN: 978-620-4-04764-5

LE MARQUEUR KI67 DANS LES TUMEURS DES GLANDES SALIVAIRES. SIGNIFICATION PRONOSTIQUE : ÉTUDE CLINICOPATHOLOGIQUE

Auteurs

García Pedro Emilio, María Elena Samar, Rodolfo Esteban Avila

INDEX

RÉSUMÉ

Introduction : Les tumeurs des glandes salivaires constituent un groupe rare et hétérogène de néoplasmes, ce qui implique des difficultés tant au niveau du diagnostic que du pronostic de cette pathologie. Ki67 est un marqueur qui est exprimé dans les cellules en division, il a été trouvé associé à une plus grande agressivité dans différents types de tumeurs, et il a été observé dans plusieurs études qu'une valeur élevée est liée à une plus mauvaise évolution des patients atteints de néoplasmes des glandes salivaires. L'objectif de ce travail était de démontrer l'importance du Ki67 comme facteur pronostique chez les patients atteints de tumeurs des glandes salivaires traitées par radiothérapie. Matériel et méthodes : Les patients atteints de tumeurs localisées des glandes salivaires traitées par radiothérapie à l'Institut Zunino ont été évalués ; le marquage du Ki67 a été effectué par immunohistochimie ; il a été stratifié en élevé (supérieur à 20%), faible (entre 1% et 20%) et négatif (inférieur ou égal à 1%) ; et l'expression a été mise en relation avec le pourcentage de récidives, de métastases à distance et de décès dus à la maladie. La survie globale, la survie sans récidive, la survie sans métastase et la survie spécifique à la cause ont été calculées. Résultats : 48 patients traités entre 2005 et 2015 ont été étudiés. Vingt et un patients (43,7%) avaient un Ki67 élevé, 21 (43,7%) un Ki67 faible et 6 (12,6%) un Ki67 négatif.Le suivi moyen était de 48,5 mois. 15 (31,25%) patients sont décédés ; 11 dans le groupe Ki67 élevé, 2 dans le groupe Ki67 faible et 2 patients dans le groupe Ki67 négatif. Tous les décès par cancer étaient dus à des métastases à distance ; seuls 2 patients ont eu une récidive locorégionale, qui a été traitée par chirurgie ou par un nouveau programme de radiothérapie. La survie globale pour l'ensemble du groupe était de 85 % à 12 mois et de 79 % à 24 mois. La survie globale à 2 ans pour le groupe à Ki67 élevé était de 67%, tandis que pour le groupe à Ki67 faible et négatif était de 96%, ce qui est statistiquement significatif (p<0,015). La survie sans métastase à 2 ans était de 57 % pour les patients à Ki67 élevé, tandis que pour les patients à Ki67 faible et négatif, elle était de 85 %. Ces différences étaient significatives (p<0,0008) ; alors qu'il n'y avait aucune différence dans la survie sans récidive locale. Conclusions : Une expression élevée de Ki67 est associée à un nombre plus élevé de métastases et de décès dus à la maladie, avec une survie plus faible chez les patients atteints de tumeurs des glandes salivaires.

Mots-clés : Glandes salivaires, tumeurs malignes, nmunohistochimie, facteurs pronostiques, survie.

Chapitre I

INTRODUCTION

Glandes salivaires

Les glandes salivaires sont des glandes de sécrétion externes annexées à la cavité buccale dont la fonction est de sécréter la salive ; elles sont classées en glandes majeures et mineures. Les glandes salivaires majeures sont les glandes parotides, submandibulaires et sublinguales ; ce sont des organes pairs situés à l'extérieur de la cavité orale dont les sécrétions atteignent la cavité par un système de canaux.

Les glandes salivaires mineures se trouvent dans la sous-muqueuse des différentes parties de la cavité buccale. Elles comprennent les glandes linguales, labiales, buccales, molaires et palatines.

L'unité de sécrétion des glandes salivaires est la sialone ; elle est constituée de l'adénomère et des canaux intercalaires, striés et excréteurs.

Les acini peuvent contenir des sérocytes, des cellules sécrétant des protéines, des mucocytes sécrétant de la mucine, ou les deux.

Trois types d'acini sont décrits :

Acini séreux contenant uniquement des sérocytes ; acini muqueux contenant uniquement des mucocytes et acini mixtes contenant les deux types de cellules, où l'on observe dans les préparations histologiques un acini muqueux avec un capuchon de sérocytes, appelé croissant séreux.

La lumière de l'acinus se poursuit avec le système de canaux qui comporte trois segments séquentiels : le canal intercalaire, qui part de l'acinus ; le canal strié, appelé ainsi parce qu'il présente des stries qui correspondent aux plis de la membrane basale avec de nombreuses mitochondries orientées perpendiculairement à la base de la cellule, sa fonction est excrétrice-sécrétoire ; et le canal excréteur qui mène aux canaux principaux puis à la cavité orale.

Principales glandes salivaires

La glande parotide (figure 1) est la plus grande des principales glandes salivaires. Elle est située en dessous et en avant de l'oreille externe, dans l'espace compris entre la branche de la mandibule et l'apophyse styloïde de l'os temporal ; le nerf facial (VIIe nerf crânien) traverse la glande. Son canal principal se déverse dans la cavité buccale.

Histologiquement, il est formé d'acini séreux et présente des canaux intercalaires longs et étroits ; les canaux striés sont larges et il y a généralement une grande quantité de tissu adipeux.

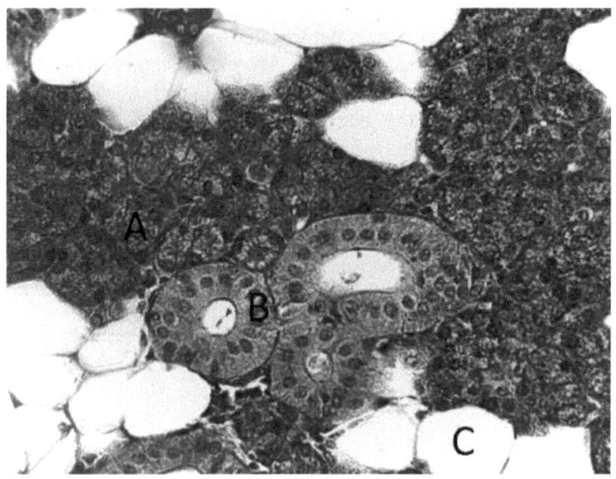

Figure 1. Glande parotide HE. 400x. On observe : A- acini séreux, B- canaux striés et C- adipocytes.

La glande submandibulaire (Figure 2) est située en dessous et de chaque côté du plancher de la bouche, près de la mandibule, dans le trigone submandibulaire du cou. De chaque glande, un canal s'écoule obliquement vers l'avant jusqu'à une papille située sur le plancher buccal, latéralement au frénulum de la langue. Entre les acini séreux, qui sont prédominants, on trouve quelques acini mixtes. Les canaux intercalaires sont moins abondants que dans la glande parotide.

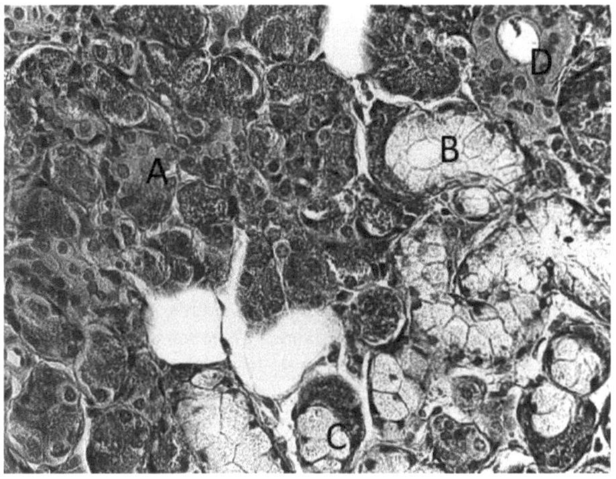

Figure 2. Glande submandibulaire HE 400x. On observe : A- acini séreux, B- acini muqueux, C- acini mixte et D- conduit strié.

La glande sublinguale (figure 3) est la plus petite glande. Elle est située sur le plancher de la bouche, en avant de la glande submandibulaire. Ses multiples petits conduits se déversent dans le canal submandibulaire et aussi indépendamment dans le plancher de la bouche. Les acini muqueux prédominent et certains peuvent avoir des croissants séreux, mais les acini séreux purs sont très rares. Les conduits intercalaires et striés sont courts (1).

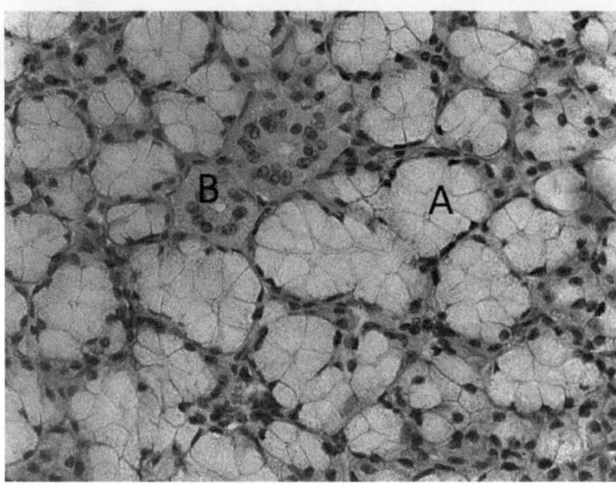

Figure 3. Glande sublinguale HE 400x. On observe : A- les acini muqueux et B- les canaux striés.

Embryologiquement, la glande parotide provient de l'ectoderme qui recouvre le stomodeum, tandis que les glandes submandibulaire et sublinguale dérivent de l'endoderme du pharynx primitif (2).

Tumeurs des glandes salivaires

Épidémiologie : Les tumeurs des glandes salivaires constituent un groupe de néoplasmes cliniquement et morphologiquement hétérogènes, avec des défis importants pour le diagnostic et le traitement.
Ils comprennent ceux qui proviennent des glandes majeures (parotide, submandibulaire et sublinguale) et ceux qui proviennent des glandes mineures (par exemple, la muqueuse buccale, la lèvre, le palais, la luette, le plancher de la bouche, la langue postérieure, la zone rétromolaire et la zone péritonéale, le pharynx, le larynx et les sinus paranasaux) (3).

Ces tumeurs sont rares, avec une incidence annuelle globale d'environ 2,5 à 3,0 cas pour 100 000 personnes dans le monde occidental, cette incidence étant plus élevée dans les pays asiatiques, principalement en Chine et en Malaisie (3). Les néoplasmes malins ne constituent que 0,5 % des cancers et environ 3 à 6 % de tous les cancers de la tête et du cou (4-5).
Plus de 50 % des néoplasmes des glandes salivaires sont bénins, et environ 70 à 80 % d'entre eux proviennent de la glande parotide. Le palais est le site de présentation le plus fréquent des tumeurs mineures des glandes salivaires. La fréquence des lésions malignes varie selon le site de présentation : environ 20 à 25 % des tumeurs parotidiennes, 35 à 40 % des tumeurs

submandibulaires, 50 % des tumeurs palatines et plus de 90 % des tumeurs des glandes sublinguales sont malignes (3-4).

L'âge moyen de présentation des tumeurs malignes et bénignes se situe entre 45 et 47 ans, mais l'incidence maximale de la maladie maligne se situe entre la sixième et la septième décennie de la vie. En ce qui concerne le sexe, il y a une légère prédominance chez les femmes, mais cela peut varier en fonction du type histologique (3).

Histopathologie : Les tumeurs des glandes salivaires représentent le groupe de tumeurs le plus diversifié de tous les tissus de l'organisme. Dans la dernière classification de l'OMS, plus de 30 types histologiques de tumeurs épithéliales, 11 sous-types de tumeurs bénignes (tableau 1) et 22 sous-types de tumeurs malignes (tableau 2) ont été décrits jusqu'à présent (5) ; certains d'entre eux sont très rares et il existe peu de rapports de cas (6-7).

Tumeurs bénignes	Codes de l'OMS
Adénome pléomorphe	8940/0
Myoepithelioma	8982/0
Adénome basocellulaire	8147/0
La tumeur de Warthin	8561/0
Oncocytome	8290/0
Lymphadénome	8563/0
Sialoadénome papillifère	8440/0
Papillome ductal	8406/0
Adénome sébacé	8410/0
Adénome canaliculaire	8149/0

Tableau 1 : Classification anatomopathologique selon l'OMS : tumeurs bénignes

Tumeurs malignes	Codes de l'OMS
Carcinome muco-épidermoïde	8430/3
Carcinome adénoïde kystique	8200/3
Carcinome des cellules acineuses	8550/3
Adénocarcinome polymorphe	8525/3
Carcinome à cellules claires	8310/3
Adénocarcinome basocellulaire	8147/3
Carcinome intraductal	8500/3
Adénocarcinome NOS	8140/3
Carcinome du canal salivaire	8500/3
Carcinome myoépithélial	8982/3
Carcinome épithélial-myoépithélial	8562/3
Carcinome ex adénome pléomorphe	8941/3
Carcinome sécrétoire	8502/3
Adénocarcinome sébacé	8410/3
Carcinosarcome	8980/3
Carcinome peu différencié	
Carcinome indifférencié	8020/3
Carcinome à grandes cellules	8013/3
Carcinome à petites cellules	8041/3
Carcinome lympho-épithélial	8082/3
Carcinome à cellules squameuses	8070/3
Carcinome oncocytaire	8290/3

Tableau 2 : Classification anatomopathologique selon l'OMS. Tumeurs malignes

La tumeur bénigne la plus fréquente est l'adénome pléomorphe, qui représente près de 50 % de toutes les tumeurs salivaires et 65 % des tumeurs de la parotide, cette glande étant celle où il est le plus fréquemment localisé (8-10).

La plus fréquente des tumeurs malignes est le carcinome muco-épidermoïde, qui représente environ 10 à 15 % de tous les néoplasmes salivaires et environ 30 à 40 % des néoplasmes malins. Ce néoplasme survient le plus souvent dans les glandes salivaires parotides et mineures (11-14). D'autres auteurs considèrent le carcinome adénoïde kystique comme le type histologique le plus fréquent, avec une incidence de 26% dans une série de tumeurs malignes (15).

La classification de ces tumeurs ainsi que leur morphologie sont très complexes et leur précision est d'une importance fondamentale pour un diagnostic correct et un traitement adéquat. Selon la théorie bicellulaire, les tumeurs des glandes salivaires sont formées par : **a- des** épithéliocytes canalaires et/ou des cellules acineuses plus des myoépithéliocytes, **b- des** épithéliocytes canalaires ou acineuses, ou **c- des** myoépithéliocytes exclusivement (16).

Diagnostic : L'examen physique et un historique médical complet sont pertinents pour le diagnostic de ces tumeurs. La plupart des patients atteints de tumeurs bénignes des principales glandes salivaires présentent une masse tumorale indolore au niveau de la parotide, de la sous-mandibule ou de la sublinguale. Lorsque des signes neurologiques tels qu'une faiblesse ou un engourdissement dus à une atteinte nerveuse sont observés, cela indique généralement une maladie maligne (17). La faiblesse du nerf facial liée à une tumeur parotidienne ou submandibulaire est un facteur de risque élevé. La présence d'une douleur faciale persistante est un signe clair de maladie maligne ; environ 10-15% des néoplasmes parotidiens malins présentent une douleur. Cependant, la plupart des tumeurs parotidiennes, qu'elles soient bénignes ou malignes, se présentent comme une masse asymptomatique dans la glande (3,17).

L'examen clinique doit être complété par l'échographie, méthode de choix pour le diagnostic initial, mais il est recommandé de compléter par une imagerie par résonance magnétique (IRM) pour évaluer l'interface de la tumeur et l'implication des tissus limitrophes pour une planification adéquate de la chirurgie. Par la suite, il est suggéré d'effectuer une ponction biopsie à l'aiguille fine (FNAB) pour avoir un diagnostic histologique préalable qui permet de définir le type et l'extension de la résection (3, 15, 17).

La FNAB est considérée par plusieurs auteurs comme la méthode de choix pour avoir le diagnostic histologique, pour déterminer s'il s'agit d'une tumeur bénigne ou maligne avant de définir le type de chirurgie à réaliser, ou pour définir si seule une radiothérapie doit être réalisée dans le cas de tumeurs non résécables ou de patients âgés avec d'autres comorbidités ; cependant, dans certaines études, un taux élevé de faux négatifs a été observé (18).

Traitement : Le traitement de choix pour les tumeurs des glandes salivaires est chirurgical. Si la tumeur est bénigne, la résection du lobe affecté est indiquée, afin d'éviter une récidive, et un traitement complémentaire n'est pas nécessaire. Dans le cas d'une tumeur maligne, la chirurgie doit être plus étendue, avec une résection totale de la principale glande salivaire concernée et une lymphadénectomie en cas d'atteinte régionale ; la lymphadénectomie élective du cou chez les patients sans métastases ganglionnaires avérées est encore controversée, certains auteurs la suggèrent en arguant qu'elle réduit le risque de récidive locorégionale et qu'elle présente une faible morbidité, mais elle n'est pas considérée comme standard (19-20). En ce qui concerne la préservation du nerf facial, elle doit toujours être faite si elle n'est pas compromise par la tumeur dans les études préopératoires, car elle n'affecte pas la survie ; mais si elle est compromise, elle doit être réséquée pour éviter la récidive (21).

Lorsque la tumeur touche une glande salivaire mineure, une résection oncologiquement adéquate doit inclure de larges marges chirurgicales (3, 15).

En fonction du type histologique, de l'extension de la maladie, de l'invasion périneurale ou d'une résection incomplète avec des marges compromises, une radiothérapie postopératoire doit être réalisée (22-25) ; pour cela, de nouvelles techniques d'irradiation telles que l'IMRT (radiothérapie à modulation d'intensité) sont actuellement proposées, car elles permettent d'administrer une plus grande dose d'irradiation dans la zone de la tumeur avec une irradiation minimale dans les tissus sains environnants, ce qui optimise l'efficacité du traitement en diminuant le taux de complications produites par celui-ci (26-27). Il existe également des études qui évaluent l'utilisation de la curiethérapie pour les tumeurs inopérables, qui consiste en l'application directe d'un matériau radioactif dans le volume tumoral, un traitement encore au stade de la recherche (28).

Le traitement systémique tel que la chimiothérapie n'est indiqué de manière standard qu'en cas de métastases à distance ou de maladie récurrente après des traitements locorégionaux (3, 29-30). Jusqu'à présent, il n'y a pas encore assez de preuves pour démontrer le bénéfice de son utilisation au début sous forme adjuvante, mais en cas de volume tumoral important avec des facteurs de risque très élevés ou de maladie non résécable, certains auteurs suggèrent la possibilité de l'utiliser en concomitance avec la radiothérapie (31-32). Actuellement, de nouvelles lignes de traitement systémique telles que les thérapies ciblées sont en cours d'évaluation dans différentes études de phase II (33-34).

Pronostic : en général, il est plus favorable lorsque la tumeur est située dans une glande salivaire majeure que dans les mineures ; dans les tumeurs bénignes, en particulier dans l'adénome pléomorphe, il est principalement associé à la résection, car le pourcentage de récidives augmente considérablement lorsque celle-ci n'a pas été complète (9, 35-36). Quant aux tumeurs malignes, différents facteurs influencent le pronostic : le type et le grade histologique, le stade, la localisation, la présence d'une paralysie faciale, la fixation à la peau ou aux structures voisines, les métastases régionales et à distance (3,13- 14,37).

Le type et le grade histologiques sont essentiels pour déterminer une approche thérapeutique appropriée, même s'ils ne sont pas un indicateur indépendant de l'évolution clinique, mais doivent être évalués dans le contexte de la maladie. Certains sous-types histologiques sont plus fréquemment associés à un grade faible, comme le carcinome à cellules acineuses ou le carcinome basocellulaire ; d'autres à un grade élevé, comme le carcinome indifférencié à grandes cellules ou le carcinome à petites cellules ; et d'autres encore, comme le carcinome muco-épidermoïde ou l'adénocarcinome, peuvent être de grade histologique faible, intermédiaire ou élevé, ce qui influence l'évolution (13-15).

En outre, la localisation de la tumeur primaire est importante puisque les tumeurs des glandes submandibulaire, sublinguale et mineure ont un pronostic plus défavorable que les tumeurs de la glande parotide (3).

Un autre facteur important est la stadification (AJCC - American Joint Committee on Cancer) (tableau 3) qui prend en compte la taille de la tumeur (T), l'atteinte lymphoïde (N) et la présence de métastases à distance.

Ganglions lymphoïdes (N)

Nx : l'atteinte lymphoïde ne peut être mise en évidence N0 : pas d'atteinte lymphoïde
N1 : métastase dans les ganglions ipsilatéraux inférieure ou égale à 3 cm.

N2 : métastases dans les ganglions ipsilatéraux supérieures à 3 cm mais inférieures à 6 cm ; ou ganglions multiples, ou atteinte bilatérale, mais inférieure à 6 cm.

N2a : métastases dans des ganglions ipsilatéraux de plus de 3 cm mais de moins de 6 cm N2b : métastases dans plusieurs ganglions ipsilatéraux de moins de 6 cm
N2c : métastases ganglionnaires bilatérales, mais inférieures à 6 cm.

N3 : métastases dans des ganglions lymphatiques dont le diamètre maximal est supérieur à 6 cm.

Stadification de l'AJCC

Tumeur primaire (T)

Tx : Tumeur

non mesurable

T0 : Pas de

preuve de

tumeur

primaire Tis :

Carcinome in

situ

T1 : Tumeur égale ou inférieure à 2 cm, sans extension extraparenchymateuse.

T2 : Tumeur supérieure à 2 cm, mais inférieure à 4 cm,

sans extension extraparenchymateuse T3 : Tumeur de

plus de 4 cm et/ou extension extraparenchymateuse.

T4a : maladie modérément avancée ; tumeur envahissant la peau, la mâchoire, le canal

Métastases distantes (M)			
M0 : pas de métastase à distance M1 : métastase à distance			

Stade	T	N	M
0	Tis	0	0
I	1	0	0
II	2	0	0
III	3	0	0
	1	1	0
	2	1	0
	3	1	0
IVa	4a	0	0
	4a	1	0
	1	2	0
	2	2	0
	3	2	0
	4a	2	0
IVb	tout T	3	0
	4b	tout N	0
IVc	tout T	tout N	1

Tableau 3. Stadification TNM (AJCC - American Joint Committee on Cancer)

Quant aux autres facteurs, par exemple la présence d'une paralysie faciale et de douleurs, ils constituent également des signes de mauvais pronostic, car ils seraient associés à une plus grande extension de la maladie et influenceraient son traitement et son évolution clinique (37-39).

Ki67

Ki67 est une protéine nucléaire non-histonique qui est exprimée dans les cellules pendant les phases actives de leur cycle (G1, S, G2 et M) et qui est absente dans celles en phase de repos (G0) ; sa détection nous permet de déterminer les cellules qui sont dans le cycle cellulaire et donc de déduire la fraction de croissance, qui est la proportion de cellules d'une tumeur qui se réplique, et l'indice de prolifération cellulaire, qui est le taux de croissance du tissu, dans ce cas la tumeur à évaluer. Contrairement à l'indice mitotique qui ne met en évidence que la division cellulaire en cours, le Ki67 est un marqueur fidèle de l'activité proliférative qui est lié au grade de la tumeur et qui a donc une utilité en tant que facteur pronostique (40-41).

La protéine Ki67 a été définie à l'origine par Gerdes en 1983, en tant que prototype de l'anticorps monoclonal Ki67, qui a été généré par l'immunisation de souris avec des noyaux provenant de la lignée cellulaire L428 du lymphome de Hodgkin. Le nom dérive de la ville d'origine (Kiel) et du numéro du clone original sur la plaque 96 (42).

L'antigène Ki67 étant présent sur toutes les cellules en prolifération (cellules normales et tumorales), il est rapidement devenu évident qu'il s'agissait d'un excellent marqueur opérationnel pour déterminer la fraction de croissance d'une population cellulaire donnée. C'est pourquoi les anticorps contre la protéine Ki67 ont été de plus en plus utilisés comme outils de diagnostic dans différents types de tumeurs malignes (42).

Jusqu'à il y a quelques années, l'application du Ki67 était limitée aux tissus congelés car l'épitope antigénique était perdu avec la fixation au formol. Mais aujourd'hui, avec l'arrivée des anticorps monoclonaux, il peut être détecté par des techniques immunohistochimiques dans les tissus fixés au formol et inclus en paraffine (43-44).

L'immunohistochimie est un adjuvant efficace au diagnostic histopathologique dans la plupart des cas en cas de doute, et aide à établir un diagnostic définitif ou à confirmer des sections colorées à l'hématoxyline et à l'éosine. L'anticorps contre l'antigène Ki-67 a été utilisé comme un moyen simple, rapide et fiable d'évaluer la fraction de croissance des populations de cellules normales et néoplasiques (45).

En outre, selon certaines études, Ki67 n'est pas seulement un marqueur utile pour évaluer le potentiel prolifératif des tumeurs, mais peut également être utilisé comme un outil de diagnostic adjuvant fiable pour différencier les sous-types et la classification de certaines tumeurs malignes, telles que le carcinome muco-épidermoïde, le carcinome adénoïde kystique et le carcinome à cellules acineuses, qui sont généralement difficiles à diagnostiquer par les seuls critères histopathologiques (45).

L'immunoréactivité Ki67 a été considérée dans de nombreuses études comme ayant une valeur diagnostique et pronostique dans le cancer, principalement dans le cancer du sein où elle est actuellement l'une des études initiales de base, avec les récepteurs hormonaux et Her2, pour pouvoir réaliser la nouvelle classification moléculaire qui oriente et définit le traitement qui sera indiqué (46-51) ; et dans les tumeurs du système nerveux, où elle doit également être réalisée dans le cadre de l'évaluation initiale car elle détermine le degré de risque de ces patients, ce qui est fondamental pour orienter également le traitement à suivre (52-55).

De nombreuses études indiquent que la prolifération cellulaire est plus importante dans les tumeurs malignes des glandes salivaires que dans les tumeurs bénignes, ce qui démontre son utilité dans le diagnostic différentiel et le pronostic de divers sous-types histologiques (56). Par exemple, dans le carcinome muco-épidermoïde, le pourcentage de Ki67 est directement lié au grade de la tumeur, étant égal ou inférieur à 1 % dans les tumeurs de bas grade et supérieur à 10 % dans les tumeurs de haut grade histologique. Ce résultat a également été démontré dans une étude réalisée par notre groupe, étant liée la haute expression de Ki67 avec le haut degré histologique de malignité (57).

Comme le pronostic de ces tumeurs est établi en fonction du grade histologique, des études ont été réalisées pour corréler Ki67 avec le pronostic de cette maladie (56, 58-59).

Dans sa thèse de doctorat, Ruggeri (58) a évalué 4 marqueurs tumoraux, Ki67, p53, MUC1 et cerb-2, en les mettant en relation avec les récidives locorégionales des tumeurs salivaires ; dans ce travail, le seul marqueur qui a montré une relation directe avec les récidives et la survie était Ki67.

Larsen et al (59) ont démontré que Ki67 est un facteur pronostique important, indépendant des caractéristiques cliniques et histopathologiques des carcinomes des glandes salivaires.

Dans la présente étude, nous avons réalisé une analyse rétrospective de patients diagnostiqués avec un cancer des glandes salivaires traité par chirurgie et radiothérapie postopératoire avec des critères curatifs et nous avons étudié Ki67 par immunohistochimie, afin de mettre en relation son expression avec le grade tumoral et l'évolution clinique de ces patients. Nous soulignons que notre étude est la première où seul ce groupe de patients a été inclus, contrairement à l'étude danoise mentionnée, où les traitements reçus ne sont pas précisés (59).

HYPOTHÈSE

Une expression élevée de Ki67 est associée à une survie plus courte chez les patients atteints de tumeurs des glandes salivaires.

OBJECTIFS

Objectif général

-       Déterminer la signification du Ki 67 en tant que facteur pronostique chez les patients atteints de tumeurs des glandes salivaires traités par radiothérapie avec une intention curative.

Objectifs spécifiques

-       Déterminer la fréquence de Ki67 dans les tumeurs des glandes salivaires.

-       Déterminer l'association du Ki67 avec le grade histologique de la tumeur.

-       Déterminer l'association du Ki67 avec l'évolution clinique des patients atteints de tumeurs des glandes salivaires.

-       Établir un lien entre l'intensité du marquage Ki67 et le pourcentage de récidive locale, de métastases à distance et de décès dus au cancer.

-       Relier l'intensité du marquage Ki67 à la survie globale, à la survie spécifique à la cause et à la survie sans maladie chez les patients atteints de tumeurs des glandes salivaires traitées par radiothérapie.

Chapitre II

MATÉRIEL ET MÉTHODES

Cette étude fait partie d'un projet cadre de recherche réalisé à l'Université Nationale de Córdoba appartenant au Programme d'incitations aux enseignants chercheurs : " La matrice extracellulaire et la composante myoépithéliale des tumeurs épithéliales des glandes salivaires humaines : étude structurelle, histochimique et immunohistochimique ", subventionné par SECYT (UNC) (RR 2472/10, RR 2093/12, RR 1565/14, RR 1634/16 et RR 411/18). Ce projet cadre a été soumis au Comité d'éthique de l'Hospital Nacional de Clínicas et est approuvé selon le protocole 188/14.Il s'agit d'une étude rétrospective, où ont été analysés des patients avec un diagnostic de tumeurs épithéliales des glandes salivaires, qui ont été traités pour leur maladie, avec une radiothérapie avec des critères curatifs, soit post-chirurgicale ou comme seule modalité chez les patients inopérables, mais à pleine dose (pas de schémas uniquement avec des critères palliatifs). L'évolution et la survie ont été étudiées dans les antécédents cliniques, et l'expression de Ki67 a été déterminée dans le matériel du dossier anatomique pathologique pour la relier à l'évolution clinique. Les patients ont été sélectionnés à partir de l'examen des dossiers médicaux de la base de données informatisée de l'Institut Zunino - Fondation Marie Curie. En principe, tous les patients ayant reçu un diagnostic de tumeur épithéliale des glandes salivaires et traités par radiothérapie de 2003 à 2013 ont été inclus, mais en raison de l'indisponibilité du matériel à étudier pour les 2 premières années, il a été décidé d'incorporer les patients de la période 2005 à 2015. En outre, en raison du mode de classification du système d'archivage électronique, seuls les cas de tumeurs majeures des glandes salivaires devaient être inclus, car les patients ayant reçu un diagnostic de tumeur mineure des glandes salivaires sont incorporés en fonction de leur site d'origine (dans la cavité buccale ou l'oropharynx, ainsi que les tumeurs épidermoïdes de ces localisations), de sorte qu'il n'a pas été possible d'identifier ces données dans le registre. Le matériel inclus en paraffine a été obtenu à partir des archives d'anatomie pathologique des centres de référence de la ville de Cordoue. Nous avons étudié des coupes histologiques de cas de patients atteints de tumeurs salivaires provenant de cliniques privées et d'hôpitaux publics de la ville de Cordoue, qui avaient été traités par radiothérapie pour leur maladie et qui avaient un suivi acceptable afin de déterminer leur évolution clinique. Une étude immunohistochimique a été réalisée : marquage Ki67 des cellules incluses dans le cycle cellulaire. La technique a été réalisée sur des coupes de matériel incluses en paraffine avec le kit DAKO LSAB+ à la Fundación para el Progreso de la Medicina et à l'Hospital Privado SA de Córdoba. Les échantillons de tissus ont été fixés dans du formol à 10% et inclus dans de la paraffine. Après la sélection des bouchons, des tranches de 5 um d'épaisseur ont été réalisées, séchées pendant 3 h à 60° C. Pour la technique immunohistochimique, les verres ont été déparaffinés avec des solutions de xylol et d'alcool éthylique en concentrations décroissantes. Ensuite, la peroxydase endogène a été bloquée avec du peroxyde d'hydrogène à 3% pendant 25 minutes. Pour la récupération antigénique, le citrate pH 6 (Dako) a été utilisé dans 3 cycles de micro-ondes (un de 10 min à 800w, le second de 8 min à 800w et le dernier de 10 min à 600w). Pour le marquage de Ki67, l'anticorps de marque Dako, clone Mib-1, a été utilisé, incubé pendant 30 minutes à température ambiante et développé avec le système LSAB+ (Dako) (15 minutes d'anticorps secondaire et 15 minutes de réactif tertiaire). Pour la réaction colorée, les échantillons ont été incubés pendant 5 minutes avec du DAB (Dako) produisant une réaction brune dans les noyaux positifs.

Le marquage Ki67 a été classé en trois niveaux :

-Négatif : moins de 1 %.

-Faible positif : entre 1 % et 20 %.

-Positif élevé : plus de 20 %.

Cette classification a été déterminée sur la base de la littérature internationale, mais a ensuite été évaluée et modifiée à l'aide de tests statistiques pour déterminer la valeur seuil significative de cette pathologie chez les patients de notre environnement (63-64).

Analyse statistique

Description du groupe d'étude

Les variables quantitatives décrivant le groupe de patients ont été présentées avec leur moyenne et leur écart-type (60), tandis que les variables catégorielles ont été présentées avec leurs pourcentages.

Niveau de Ki67 et pronostic
Pour étudier la relation entre le niveau de Ki67 et le pronostic, les patients ont été classés en deux groupes : les patients de mauvais pronostic, qui comprennent les patients décédés ou ayant récidivé (local ou métastase), et ceux qui sont vivants et sans rechute ont un bon pronostic. Pour mettre en relation si le pronostic dépend du niveau de Ki67, on a appliqué le test de Chi-carré, qui produit une statistique associée à un niveau de signification (p) qui permet de déterminer s'il existe une dépendance entre le niveau de Ki67 et le pronostic : si $p>0,05$; il n'y a pas de relation entre les deux variables et le pronostic ne dépend pas du niveau de l'indice Ki67, tandis que si $p \leq 0,05$; la valeur de Ki67 détermine le pronostic des patients (60).

Niveau de Ki67 et statut actuel

Le test du Chi-deux a également été utilisé pour évaluer la dépendance entre le niveau de Ki67 et le statut actuel (vivant sans maladie, vivant avec maladie ou décédé).

Survie et Ki67

La survie a été calculée selon la méthode Kaplan-Meier.

Pour la survie globale, on a mesuré le suivi des patients depuis la fin de la radiothérapie jusqu'au décès ou au dernier contrôle.

Pour la survie sans récidive locale entre la fin de la radiothérapie et la survenue d'une récidive ou du dernier contrôle.

Pour la survie sans métastase, le suivi a été considéré entre la fin de la radiothérapie et l'apparition de métastases ou le dernier contrôle.

Pour la survie spécifique à une cause, nous avons calculé le suivi entre la fin de la radiothérapie et le décès par cancer, ou le dernier contrôle (ou la date du décès d'une autre cause).

Pour comparer si la survie diffère entre les patients ayant des niveaux de Ki67 différents, on a utilisé le test de Mantel-Cox (61), qui produit une statistique (test du Log Rank) permettant de comparer statistiquement s'il existe des différences entre la survie des deux groupes. La comparaison a été effectuée entre les patients présentant un Ki67 élevé et les patients présentant un Ki67 faible et un Ki67 négatif, qui ont été comparés en tant que groupe unique en raison du faible nombre de patients présentant un Ki67 négatif.

Les analyses ont été effectuées avec le programme InfoStat (62).

Évaluation du point de coupure pour Ki67

Pour valider le seuil de l'indice Ki67, la sensibilité et la spécificité de l'indice ont été évaluées à l'aide de courbes ROC (Receiver Operating Characteristic). Cette méthode a été utilisée en recherche clinique comme outil statistique pour comparer la capacité discriminante de l'indice Ki67. indices mesurés sur une échelle continue et qui ont un point de coupure pour catégoriser les patients en deux groupes (63).

Pour ce faire, les patients sont d'abord classés simultanément en fonction de leur pronostic et de leur niveau de Ki67 (tableau 1). Les patients ayant un faible niveau de Ki67 négatif et un bon pronostic sont effectivement des patients vrais négatifs, et les patients ayant un niveau de Ki67 élevé et un mauvais pronostic sont des patients vrais positifs. Si l'indice fonctionne parfaitement, il ne devrait y avoir que des patients véritablement négatifs et des patients véritablement positifs, mais il peut y avoir des cas avec des patients ayant un faible Ki67 négatif et un mauvais pronostic (faux négatifs) ou des cas avec un bon pronostic et un Ki67 élevé (faux positifs).

Tableau 1. Classification des patients en fonction du pronostic et du niveau de Ki67. Les vrais et faux positifs et négatifs sont identifiés pour le calcul de la sensibilité et de la spécificité.

	Niveau Ki67Bon	PrévisionMauvais	PrévisionTotal
Ki67 faiblement négatifTruénégatifs (VN)			
Ki67 élevéFaux	Positif (FP)		
Faux négatif (FN) Les vrais positifs (VP)			
Total Ki67 faible négatif Total Ki67 élevé			
TotalTotal patients	bon	pronosticTotal mauvaispronosticTotal	des

À partir du nombre de patients indiqué dans le tableau 1, les mesures de sensibilité et de spécificité sont calculées selon les formules suivantes :

La sensibilité est la fraction de vrais positifs divisée par l'ensemble des patients de mauvais pronostic. Elle mesure la probabilité de détecter comme positif un patient de mauvais pronostic, c'est-à-dire la capacité de l'indice à détecter un mauvais pronostic. La spécificité est la fraction de vrais négatifs, et est calculée comme la fraction de vrais négatifs divisée par le nombre total de patients avec un bon pronostic. Elle reflète la capacité à détecter comme négatif un patient qui a en réalité un bon pronostic (64).

Un bon indice diagnostique a une sensibilité élevée et une spécificité élevée en même temps, en d'autres termes, il doit être capable de distinguer les patients "malades" des patients "sains" ; montrer comment le point de coupure des courbes de sensibilité et de spécificité permet de détecter quel est le niveau de coupure optimal dans l'indice qui maximise la sensibilité et la spécificité d'un indice donné (63-64).

D'autre part, la courbe ROC est une représentation graphique de la sensibilité par rapport au complément de la spécificité (1-spécificité) d'un indice. L'aire *sous la courbe* (AUC) est une mesure de la capacité du test à distinguer les patients avec et sans la maladie sur toute la gamme des points de coupure possibles (64). Cette analyse a été réalisée avec le programme InfoStat, qui permet de calculer la sensibilité et la spécificité de l'indice, ainsi que la courbe ROC pour déterminer quel pourrait être un point de coupure optimal pour l'indice Ki67 et si cet indice est significativement une mesure qui permet de discriminer le pronostic des patients étudiés (62).

Critères d'inclusion

Patients de tous les groupes d'âge, des deux sexes, avec un diagnostic histopathologique de tumeur localisée des glandes salivaires ou avec une extension locorégionale. Patients ayant reçu un traitement oncologique par radiothérapie avec des critères de guérison, soit après une chirurgie complète ou partielle, soit après une biopsie.

Critères d'exclusion

Patients présentant une maladie métastatique à distance au moment de l'apparition.

Patients présentant une maladie locorégionale très avancée ou une détérioration de leur état général, pour lesquels le traitement effectué n'a été que palliatif.

Indisponibilité de matériel histopathologique pour réaliser l'étude immunohistochimique.

Chapitre III

RÉSULTATS

Entre 2005 et 2015, un total de 61 patients diagnostiqués avec des tumeurs des glandes salivaires ont été admis et traités à l'Institut Zunino - Fondation Marie Curie, parmi lesquels ont été sélectionnés ceux qui ont reçu un traitement complet de radiothérapie avec des critères curatifs ; et qui avaient également le matériel d'anatomie pathologique disponible pour effectuer l'étude immunohistochimique, étant sélectionnés un total de 48 cas à inclure dans cette étude.

Les caractéristiques du groupe d'étude sont présentées dans le tableau 2.

Sur les 48 patients inclus, 21 (43,7%) avaient un Ki67 élevé, 21 (43,7%) un Ki67 faible et 6 (12,6%) un Ki67 négatif.

Tous les patients ont été traités par radiothérapie à dose complète, seuls 6 (12,6 %) ont également reçu une chimiothérapie concomitante en raison du volume de la maladie initiale.

Le suivi moyen a été de 48,5 mois. Sur les 48 patients traités, 15 (31,25%) sont décédés ; 11 patients dans le groupe à Ki67 élevé, 2 patients dans le groupe à Ki67 faible et 2 dans le groupe à Ki67 négatif.

Sur les 15 décès, 14 étaient dus au cancer et un seul patient à des causes cardiovasculaires ; tous les décès par cancer étaient dus à des métastases à distance ; et seuls 2 patients ont eu une récidive locorégionale, qui a été traitée par chirurgie ou par un nouveau programme de radiothérapie.

La survie globale pour l'ensemble du groupe était de 85 % à 12 mois et de 79 % à 24 mois. La survie globale à 2 ans du groupe à forte teneur en Ki67 était de 67 %, tandis que celle du groupe à faible teneur en Ki67 négatif était de 96 %, ce qui est statistiquement significatif.

Tableau 2. Caractéristiques du groupe d'étude.	
	n (%)
Âge (années) moyenne (min-max)	58,0 (21,0-87,4)
SexeFemme	24 (50,0%)
Homme	24 (50,0%)
KI67 (pourcentage) moyenne (min-max)	18 (0-42%)
Ki67High Rating	21 (43,7%)
Sous	21 (43,7%)
Négatif	6 (12,6%)
Lieu (origine)Départ	42 (87,4%)
Submandibulaire	6 (12,6%)
TT1 **Staging**	5 (10,4%)
T2	23 (47,9%)
T3	12 (25,0%)

T4	8 (16,7%)
Mise en scène NN0	24 (50,0%)
N1	14 (29,2%)
N2	10 (20,8%)
StadeEI	4 (8,3%)
IBD	13 (27,1%)
EIII	16 (33,3%)
EIV	15 (31,2%)
Type de chirurgieRésection totale	32 (66,7%)
Résection partielle	14 (29,1%)
Biopsie	2 (4,2%)
LymphadénectomieOui	19 (39,6%)
Non	29 (60,4%)
Type de radiothérapieIMRT	29 (60,4%)
CRT	19 (39,6%)
ChimiothérapieOui	6 (12,6%)
Non	42 (87,4%)

Anatomie pathologique

Dans les 48 cas inclus dans l'étude, il y avait 14 sous-types histologiques (Figure 4), selon la nouvelle classification de l'OMS, avec les codes correspondants ; il s'agissait de :

Carcinome adénoïde kystique (8200/3) : 11 patients Carcinome muco-épidermoïde (8430/3) : 10 patients Adénome pléomorphe (8940/0) : 5 patients Adénocarcinome NOS (8140/3) : 5 patients Carcinome du canal salivaire (8500/3) : 4 patients
Adénocarcinome basocellulaire (8147/3) : 2 patients

Carcinome peu différencié - indifférencié (8020/3) : 2 patients Carcinome peu différencié - à grandes cellules (8013/3) : 2 patients Carcinome épidermoïde (8070/3) : 2 patients
Carcinome peu différencié - petites cellules (8041/3) : 1 patient Carcinome épithélial-myoépithélial (8562/3) : 1 patient Carcinome à cellules acineuses (8550/3) : 1 patient Carcinome sécrétoire - analogue mammaire (8502/3) : 1 patient Carcinome ex-adénome pléomorphe (8941/3) : 1 patient

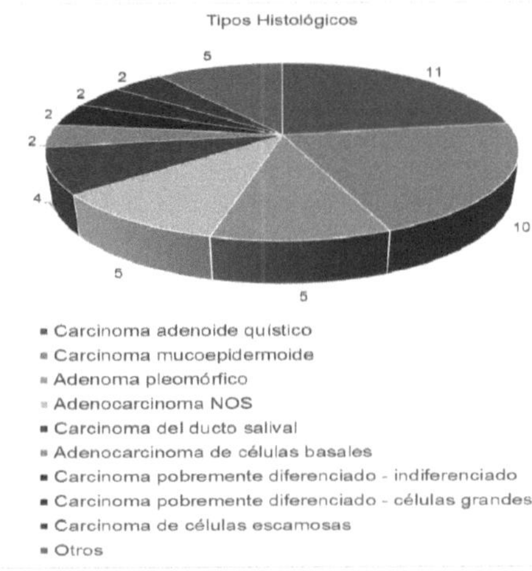

Figure 4. Types histologiques des tumeurs analysées

Carcinome adénoïde kystique (8200/3) :

Le carcinome adénoïde kystique est une tumeur épithéliale maligne constituée de cellules à différenciation ductale et myoépithéliale modifiée. Cette tumeur se distingue des autres tumeurs des glandes salivaires de composition cellulaire similaire par ses caractéristiques cytomorphologiques et un schéma de croissance cribriforme, tubulaire, solide et trabéculaire (Figure 5). Dans notre casuistique, le carcinome adénoïde kystique était la tumeur la plus fréquente. Il correspondait à un total de 11 patients, 9 femmes et 2 hommes, l'âge moyen était de 43,9 ans (fourchette 21-80) ; dans 7 cas, la glande d'origine était la parotide et 4 la sous-mandibulaire ; 5 patients avaient un Ki67 élevé (> à 20%), 5 patients avec un Ki67 faible et 1 négatif ; le grade histologique était élevé seulement chez 2 patients, et dans les deux cas l'expression du Ki67 était élevée. Les autres patients étaient de grade modéré ou n'étaient pas mentionnés dans le rapport anatomopathologique. En ce qui concerne l'évolution, 9 patients sont en vie sans maladie, 1 en vie avec maladie et 1 décédé du cancer.

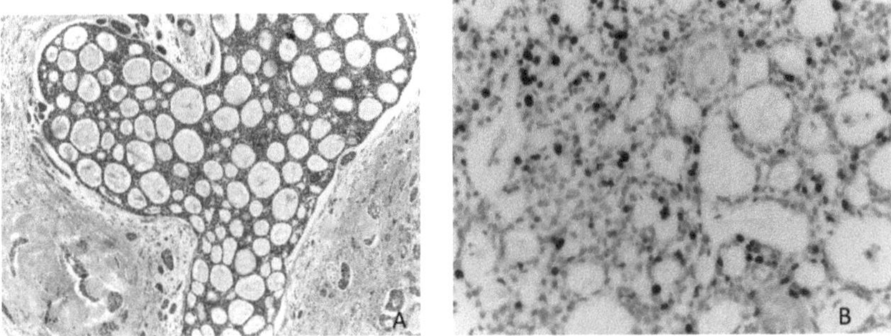

Figure 5. A- Carcinome adénoïde kystique, montrant un modèle histologique cribriforme HE 100x ; B- Carcinome adénoïde kystique Ki67 positif dans moins de 20% des cellules, classé comme faible 400x.

Carcinome muco-épidermoïde (8430/3) :

Le carcinome muco-épidermoïde est une tumeur épithéliale maligne composée de proportions variables de mucocytes, de cellules épidermoïdes, intermédiaires, cylindriques, claires et parfois oncocytaires ; son comportement biologique est lié au grade histologique de la tumeur. Elle peut être de bas grade, avec une prédominance de zones kystiques liées à des cellules mucosécrétantes bien différenciées ; de haut grade avec des nids de cellules PAS-positives isolées et des cellules anaplasiques et des mitoses atypiques ; ou de grade intermédiaire avec un contenu plus faible de cellules PAS-positives et de cellules anaplasiques et des mitoses atypiques. mucines et avec des types cellulaires ressemblant à un carcinome muco-épidermoïde de bas grade (Figure6).

Dans notre série, il y avait un total de 10 patients, 6 hommes et 4 femmes ; l'âge moyen était de 63 ans (de 49 à 75) ; 9 cas étaient originaires de la glande parotide et un seul de la glande submandibulaire ; le Ki67 était élevé chez 5 patients, faible chez 4 patients et négatif chez un. En ce qui concerne le grade histologique, 6 patients avaient des tumeurs de haut grade et 4 des tumeurs de grade intermédiaire ou modéré. Quant à la relation avec l'expression du Ki67, sur les 6 patients présentant un grade élevé, 4 (66 %) avaient une expression élevée du Ki67, tandis que sur les 4 patients présentant des tumeurs de grade intermédiaire, seul 1 (25 %) avait un Ki67 élevé, 2 avaient un Ki67 faible et un était négatif. Cinq patients restent en vie sans maladie, 4 sont morts du cancer et un patient reste en vie avec une récidive.

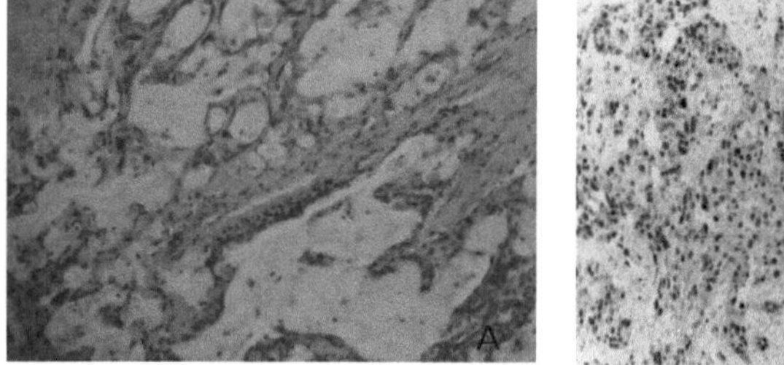
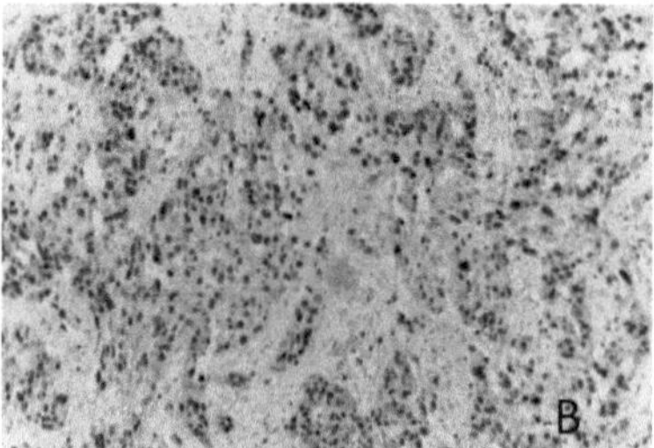

Figure 6. A- Carcinome mucoépidermoïde, avec lacs de mucine, entouré de cellules anaplasiques et de cellules mucosécrétantes HE 100x ; B- Carcinome mucoépidermoïde Ki67 positif dans plus de 20% des cellules, classé comme élevé 100x.

Adénome pléomorphe (8940/0) :

L'adénome pléomorphe est la tumeur épithéliale bénigne la plus courante des glandes salivaires ; il présente un aspect histologique pléomorphe avec des cellules canalaires et des myoépithéliocytes disposés en canaux, en nids solides et en lamelles, coexistant avec des zones stromales, chondroïdes et myxoïdes hyalinisées. On observe parfois des zones ressemblant à du tissu osseux et une métaplasie pavimenteuse. Sur la base de son aspect histologique, il est classé en deux types : hypercellulaire et myxoïde (Figure 7).

Bien qu'il s'agisse d'une tumeur bénigne, la récidive est relativement fréquente et tous les patients chez qui un adénome pléomorphe a été diagnostiqué et qui ont été inclus dans cette étude présentaient une maladie récurrente qui a nécessité un traitement par radiothérapie, soit parce qu'ils n'étaient pas résécables, soit parce que les marges étaient compromises après une chirurgie de sauvetage. L'étude a porté sur 5 patients, 3 hommes et 2 femmes, d'âge moyen 53,6 ans (intervalle 27 - 87) ; tous les cas concernaient la glande parotide ; le Ki67 était faible chez 1 patient et négatif chez 4 patients.

Quatre patients sont toujours en vie, sans maladie, tandis qu'un patient est décédé en raison d'une progression très précoce, mais il présentait déjà une maladie locale avancée au début.

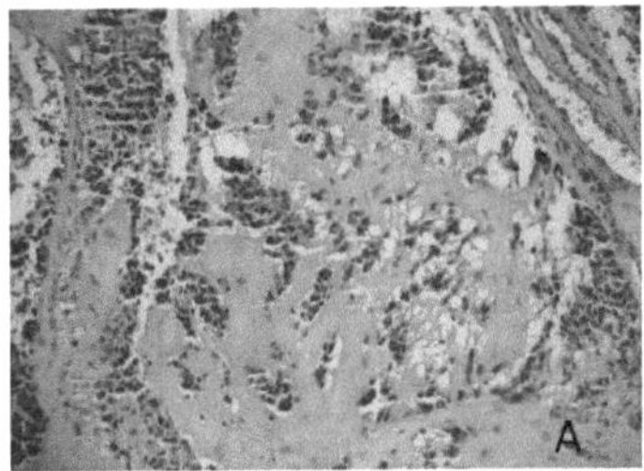
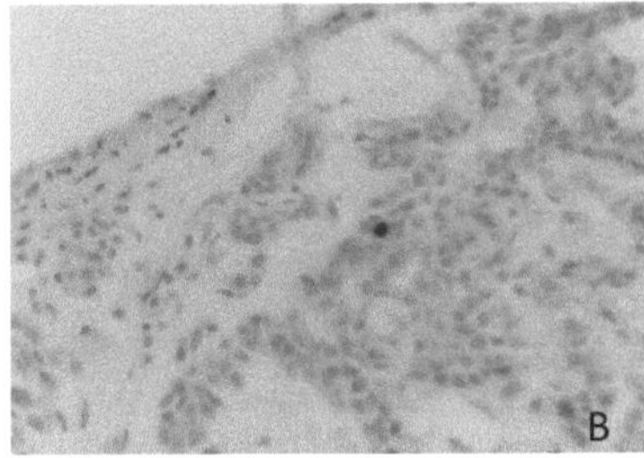

Figure 7. A- Adénome pléomorphe, nids cellulaires alternant avec des zones stromales hyalinisées HE 100x, B-Ki67 adénome pléomorphe dans moins de 1% des cellules, classé négatif, 100x.

Adénocarcinome NOS (8140/3) :

L'adénocarcinome NOS (not otherwise specified) est un carcinome qui présente une différenciation canalaire ou glandulaire avec une grande diversité cytologique et structurelle qui ne permet pas sa caractérisation contrairement aux autres types de carcinomes. Certains auteurs diagnostiquent des sous-classifications anaplasique, trabéculaire, solide, papillaire, tubulaire, mucineux cellulaire, pseudoadamantin, kystique, mucineux et oncocytaire (Figure 8).

Il y avait cinq patients au total, 4 femmes et 1 homme, avec un âge moyen de 61,4 ans (intervalle 47 - 72), 4 cas de glande parotide et 1 de glande submandibulaire ; 2 avaient un Ki67 élevé et 3 un Ki67 faible. Le grade histologique était élevé chez 2 patients, et ce sont les 2 qui avaient un Ki67 élevé (100%).

Deux patients sont toujours en vie sans maladie, deux sont en vie avec une rechute et le patient masculin est décédé du cancer.

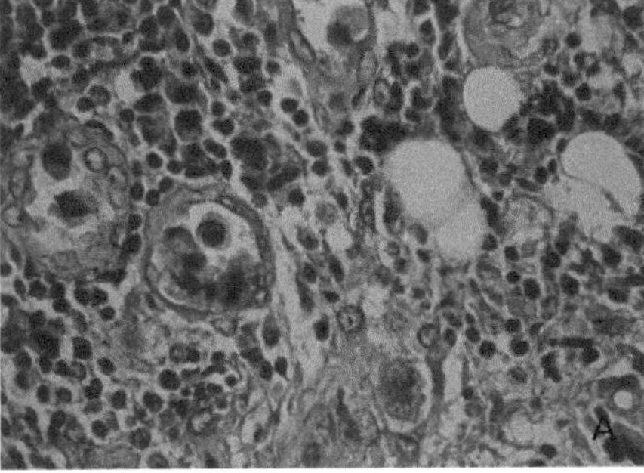

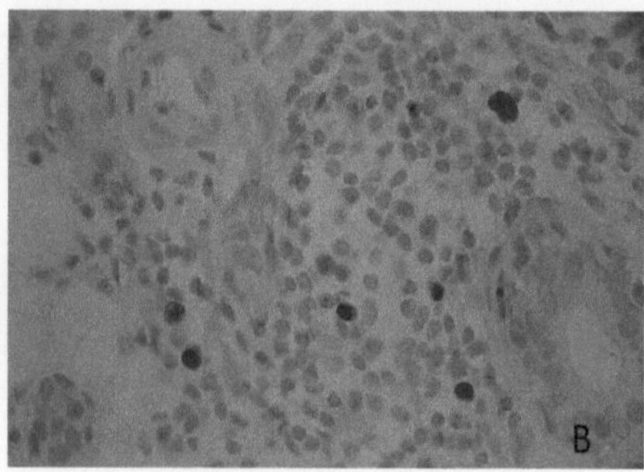

Figure 8. A- Adénocarcinome NOS, des zones avec des structures canalaires sont observées HE 400x, B- Adénocarcinome NOS Ki67 positif dans moins de 20% des cellules, classé comme faible, 400x.

Carcinome du canal salivaire (8500/3) :

Le carcinome du canal salivaire est un néoplasme malin rare de haut grade, apparemment dérivé des canaux excréteurs intralobulaires et interlobulaires ; il existe une variante de bas grade qui est une tumeur exceptionnelle ayant un potentiel oncologique différent du carcinome typique du canal salivaire (Figure 9).

Nous avons eu quatre patients présentant cette histologie, 2 hommes et 2 femmes ; âge moyen 57,5 ans (fourchette 45 à 75), tous les 4 provenant de la glande parotide.

Tous étaient des tumeurs de haut grade, 3 avaient un Ki67 élevé et 1 un Ki67 faible ; 2 patients sont en vie sans maladie et 2 sont morts de la progression.

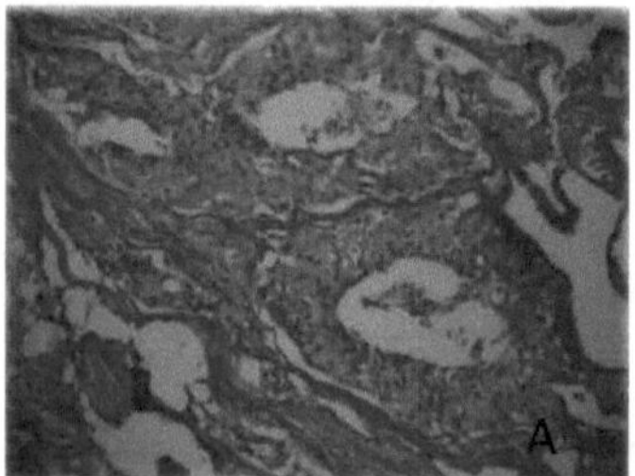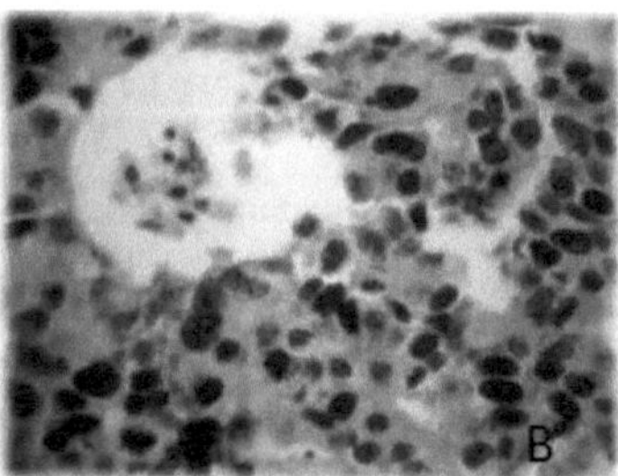

Figure 9. A- Carcinome canalaire salivaire, montrant la zone cribriforme avec d'abondantes cellules HE 100x ; B- Carcinome canalaire Ki67 positif dans plus de 20% des cellules, classé comme élevé 400x.

Adénocarcinome basocellulaire (8147/3) :

L'adénocarcinome basocellulaire est la contrepartie maligne de l'adénome basocellulaire, qui s'en distingue par une croissance infiltrante, une invasion vasculaire et périneurale plus agressive et une faible incidence de métastases. Dans certains travaux, il est appelé : carcinome salivaire basaloïde, carcinome ex adénome monomorphe, adénome basocellulaire malin et carcinome basocellulaire (Figure 10).

Il y avait 2 patients avec un cancer localisé dans la glande parotide, des femmes âgées de 54 et 29 ans, l'une avec un Ki67 élevé, qui est décédée du cancer, et l'autre avec un Ki67 faible et un grade histologique modéré, qui reste en vie et sans maladie.

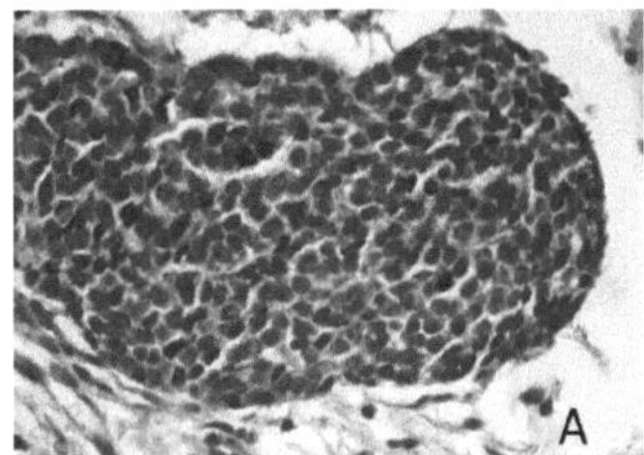
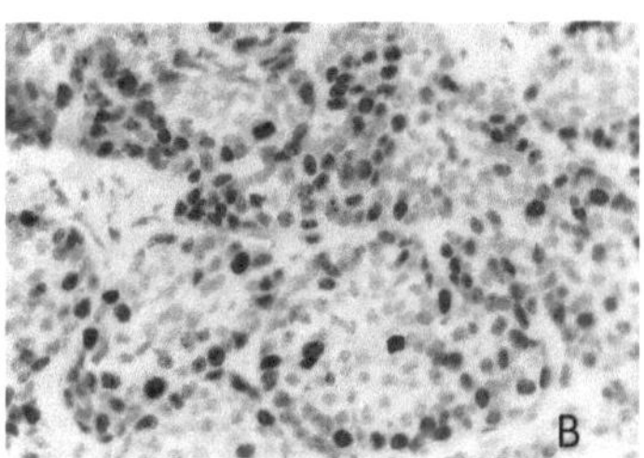

Figure 10. A- Adénocarcinome basocellulaire, où un motif HE solide est observé 400x, B- Adénocarcinome basocellulaire Ki67 positif dans plus de 20% des cellules, considéré comme élevé 400x.

Carcinome peu différencié - indifférencié (8020/3) :

Le carcinome indifférencié est une tumeur épithéliale maligne rare, sans caractéristiques histomorphologiques de différenciation glandulaire ou épidermique. Il ne peut être caractérisé comme aucun autre type de tumeur des glandes salivaires (Figure 11).

Deux patients, tous deux de sexe masculin, âgés de 61 et 66 ans, avec une tumeur originaire de la parotide ; l'un avec un Ki67 élevé qui est décédé de sa maladie, l'autre avec un Ki67 négatif et reste indemne de la maladie.

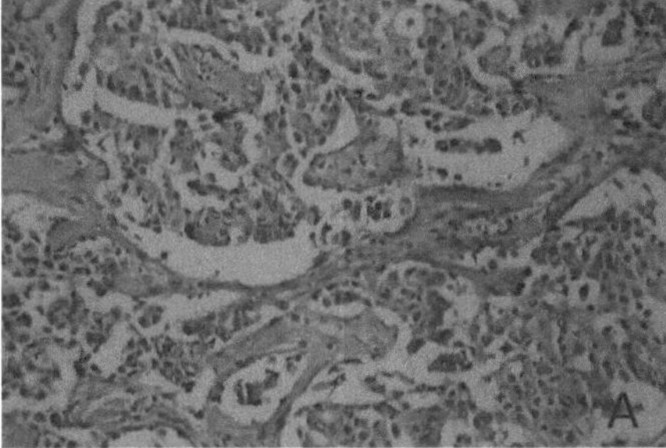

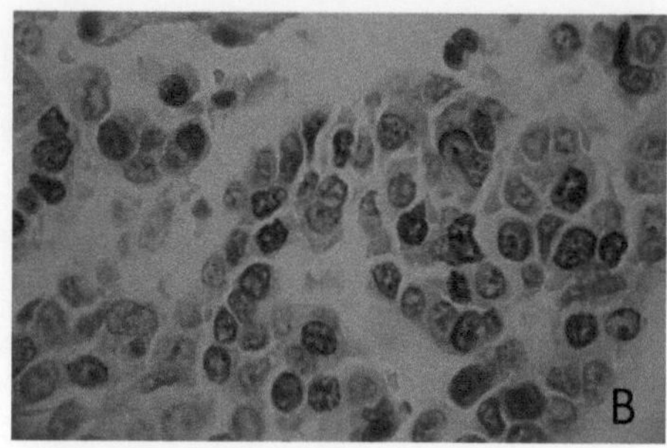

Figure 11. A- Carcinome peu différencié - indifférencié avec cellules anaplasiques abondantes HE 100x, B- Carcinome peu différencié - indifférencié Ki67 positif dans plus de 20% des cellules considérées comme élevées 400x

Carcinome peu différencié - grandes cellules (8013/3) :

Le carcinome à grandes cellules peu différencié est un sous-type de carcinome indifférencié avec de grandes cellules polygonales au cytoplasme éosinophile pâle (Figure 12).

Deux patients de sexe masculin, âgés de 64 et 81 ans, souffrant de tumeurs de la parotide, l'un avec un Ki67 élevé et l'autre avec un résultat négatif, tous deux sont en vie et sans maladie.

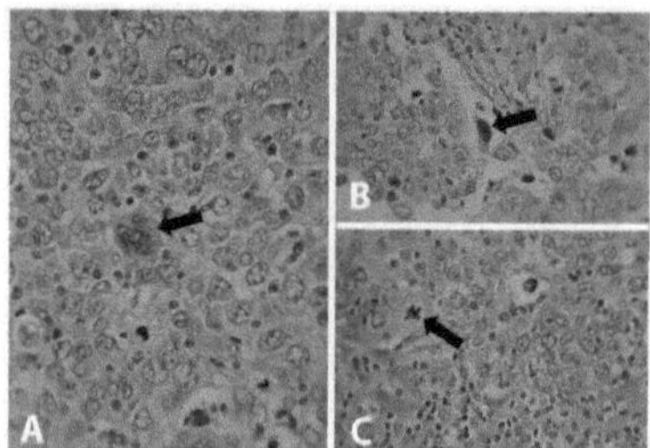

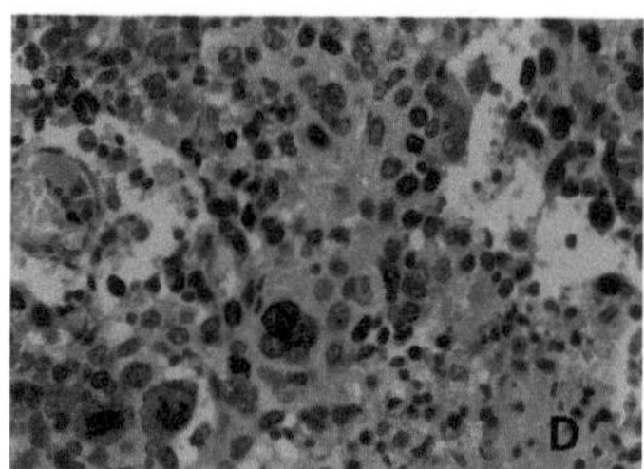

Figure 12. A, B et C- Carcinome indifférencié à grandes cellules, où l'on observe des cellules anaplasiques et des mitoses fréquentes. HE 200 et 100x ; D- Carcinome indifférencié à grandes cellules ; Ki67 positif dans plus de 20% des cellules, considéré comme élevé 400x.

Carcinome épidermoïde (8070/3) :

Le carcinome épidermoïde est une tumeur épithéliale maligne qui présente des cellules épidermoïdes avec différents degrés de différenciation. Il est localisé dans les principales glandes salivaires. Les termes épidermoïde et squameux sont utilisés comme synonymes (figure 13).

Les deux patients inclus ont fait l'objet d'une évaluation complète pour écarter la possibilité d'un autre primitif, mais comme aucun autre primitif n'a été trouvé, ils ont été considérés comme des carcinomes primaires des glandes salivaires ; tous deux étaient des hommes avec des tumeurs originaires de la glande parotide, âgés de 77 et 85 ans ; tous deux avaient un grade histologique modéré ; l'un avec un Ki67 élevé qui est toujours en vie sans maladie ; et un autre avec un Ki67 faible qui est décédé, mais de cause cardiovasculaire.

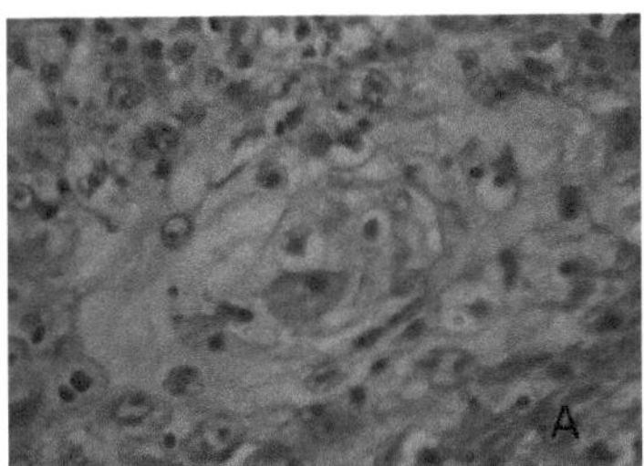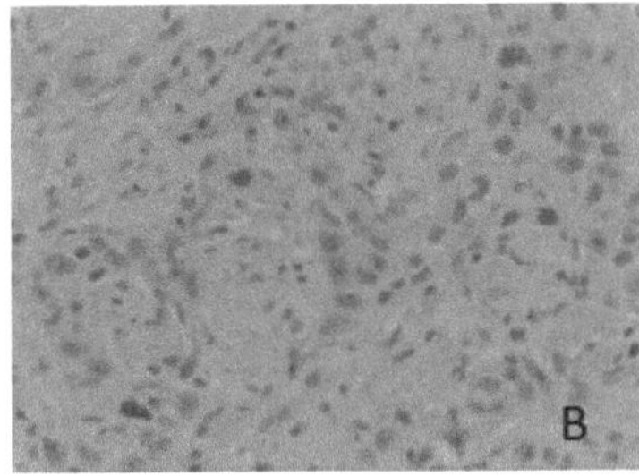

Figure 13. A- Carcinome épidermoïde où l'on peut voir des cellules à différenciation squameuse HE 400x, B- Carcinome épidermoïde Ki67 positif dans moins de 20% des cellules, classé comme faible 400x.

Carcinome peu différencié - Petites cellules (8041/3) :

Le carcinome à petites cellules est une tumeur maligne des glandes salivaires avec de petites cellules présentant une différenciation neuroendocrine. L'immunohistochimie indique une différenciation neuroendocrine (figure 14).

Un homme de 76 ans atteint d'une tumeur de la parotide avait un Ki67 élevé et est décédé en raison de la progression de la maladie.

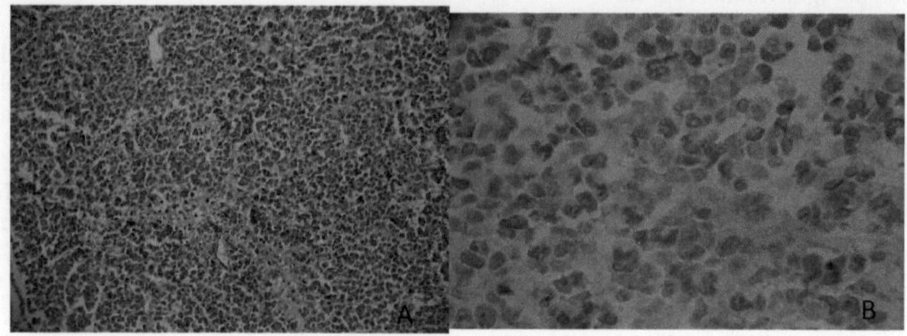

Figure 14. A- Carcinome à petites cellules où l'on observe une grande population de petites cellules HE 100x, B- Carcinome à petites cellules Ki67 positif dans plus de 20% des cellules, considéré comme élevé 400x.

Carcinome épithélial-myoépithélial (8562/3) :

Le carcinome épithélio-myoépithélial est une tumeur épithéliale maligne biphasique de bas grade. Sa structure histologique montre des formations canalaires bordées par une double couche de cellules, une couche interne d'épithéliocytes et une couche externe de myoépithéliocytes (Figure 15).

Une patiente de 78 ans avec une tumeur de la parotide dont le pourcentage de Ki67 était faible ; actuellement en vie et sans maladie,

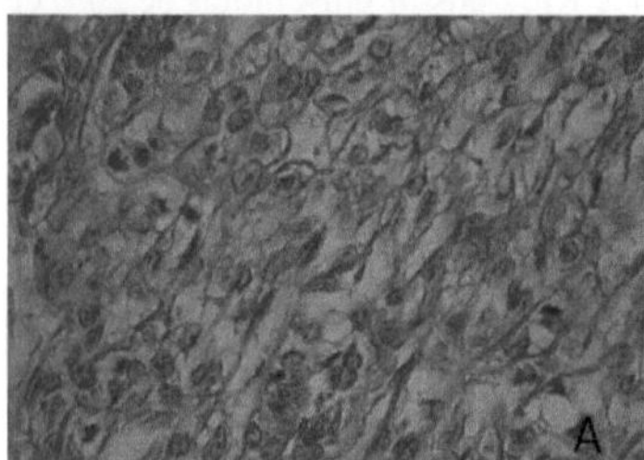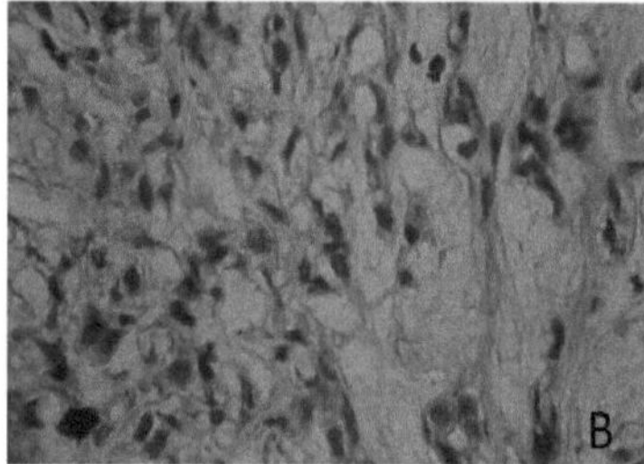

Figure 15. A- Carcinome épithélio-myoépithélial où les myoépithéliocytes ont un cytoplasme clair HE 400x, B- Carcinome épithélio-myoépithélial Ki67 positif dans moins de 20% des cellules, classé comme faible 400x.

Carcinome à cellules acineuses (8550/3) :

L'adénocarcinome à cellules acineuses est une tumeur épithéliale maligne, où l'on observe des cellules néoplasiques avec une différenciation sérotypique prédominant, ressemblant à des sérocytes normaux. Voir est localisé dans la glande parotide dans 80 % des cas. Son mode de croissance peut être solide ou lobulaire, microkystique, papillaire, kystique ou folliculaire (Figure 16).

Un homme de 52 ans atteint d'une tumeur de la parotide avait une faible expression de Ki67, un grade histologique modéré, et est actuellement en vie et sans maladie.

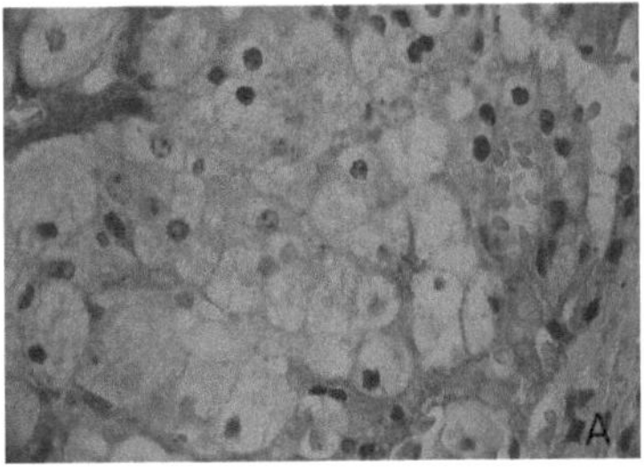
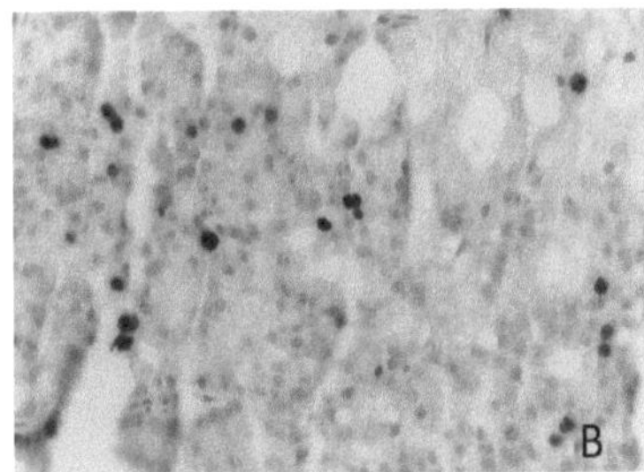

Figure 16. A-Carcinome des cellules acineuses, montrant des cellules néoplasiques avec différenciation sérocytaire HE 400x, B-Carcinome des cellules acineuses Ki67-positif dans moins de 20% des cellules, classé comme faible 400x.

Carcinome sécrétoire (8502/3) :

Le carcinome sécrétoire est une nouvelle entité tumorale décrite pour la première fois par Skálová et al en 2010. Avec de grandes similitudes avec le carcinome mammaire sécrétoire, il présente histologiquement différents profils : microkystique, kystique papillaire, glandulaire ou solide (Figure 17).

Il présente une prédilection pour les hommes et une prévalence plus élevée pour les sites non parotidiens. Actuellement désigné par l'OMS (2017) sous le nom de carcinome sécrétoire, afin d'uniformiser sa nomenclature dans tous les organes où il apparaît compte tenu de sa similitude.

Un homme de 60 ans atteint d'une tumeur de la parotide, dont l'expression de Ki67 était élevée, mais dont le grade histologique était modéré, est décédé en raison de métastases de sa maladie.

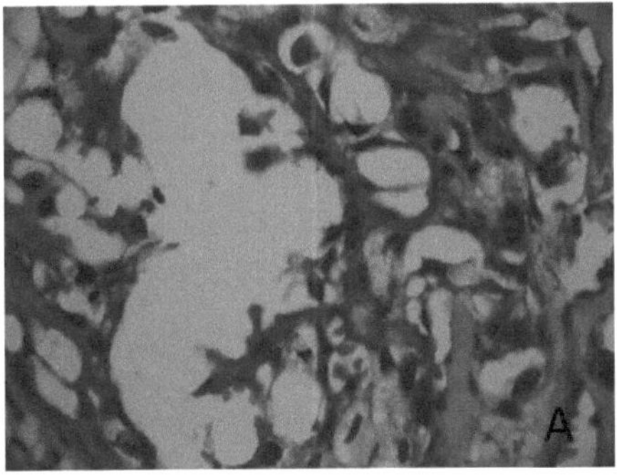

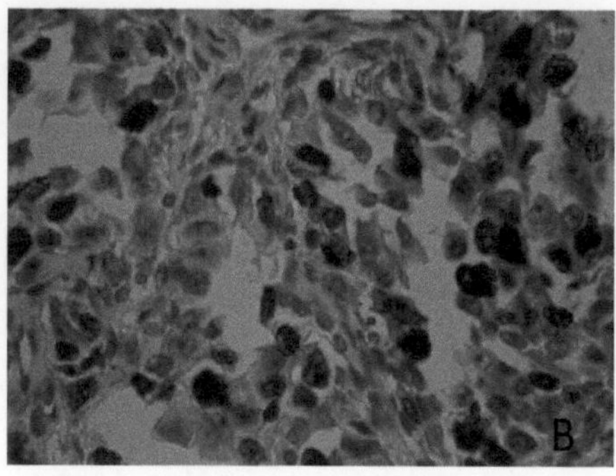

Figure 17. A- Carcinome sécrétoire, présentant un motif HE microkystique 100x, B- Carcinome sécrétoire Ki67 positif dans plus de 20% des cellules, classé comme élevé 400x.

Carcinome ex-adénome pléomorphe (8941/3)

Le carcinome ex adénome pléomorphe est un carcinome qui présente des signes histologiques d'origine d'un adénome pléomorphe bénin. Son diagnostic nécessite l'identification d'une tumeur bénigne ou d'un carcinome provenant d'un site précédemment compromis par un adénome pléomorphe (Figure 18).

Patiente de 75 ans présentant une tumeur de la parotide de grade histologique modéré ; le Ki67 était faible et elle est restée indemne jusqu'au dernier contrôle.

Dans ce cas, le patient a présenté un premier diagnostic d'adénome pléomorphe, mais dans la récidive locale, il n'a pas été possible de démontrer la composante stromale dans le matériel anatomique pathologique, seule la composante maligne est épithéliale (carcinome).

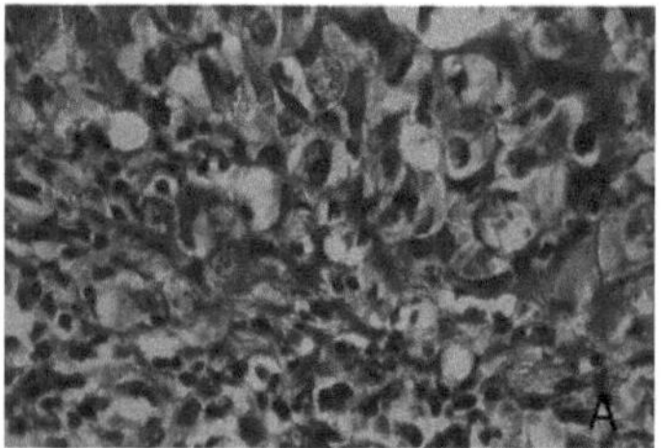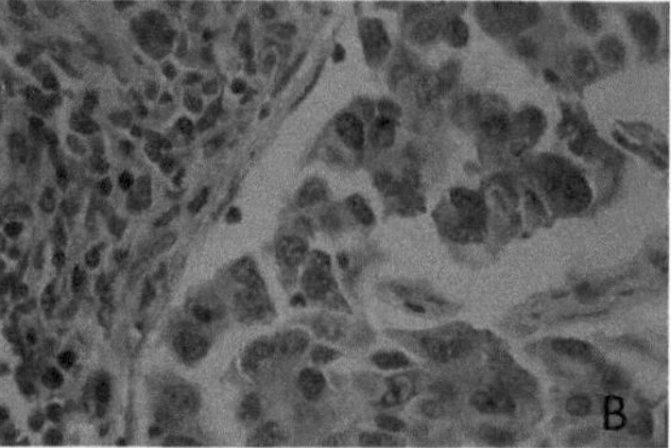

Figure 18. A- Carcinome ex adénome pléomorphe où la composante épithéliale du carcinome est observée HE 400x, B- Carcinome ex adénome pléomorphe Ki67 positif dans moins de 20% des cellules, considéré sous 400x.

Analyse de survie

Niveau de Ki67 et statut actuel

La figure 19 montre la prédominance de patients vivants sans maladie dans les groupes à faible Ki67 et à Ki67 négatif, tandis que les patients à Ki67 élevé ont une prédominance de patients morts. Cependant, il faut également considérer que parmi les patients à Ki67 élevé, il y a plus de patients sans maladie que de patients vivants avec une maladie.

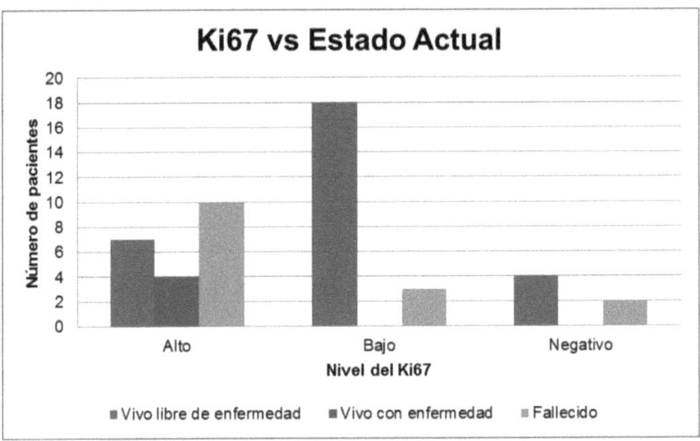

Figure 19. Statut actuel des patients, en vie sans maladie ou avec maladie et décédés, lié à un Ki67 élevé, faible et négatif.

Le tableau 3 indique que 19,0 % des patients présentant un Ki67 élevé sont vivants avec la maladie et 52,3 % sont décédés, tandis que 90,4 % des patients présentant un Ki67 faible ainsi que 66,7 % des patients présentant un Ki67 négatif sont vivants et exempts de maladie.

28,5% des patients sont vivants et exempts de maladie avec un Ki67 élevé, ainsi que 33,3% des patients avec un Ki67 négatif et 9,5% des patients avec un Ki67 faible qui sont décédés. Néanmoins, l'indice est significativement associé au statut des patients (p=0,0083), le niveau de Ki67 est donc lié au statut actuel des patients.

Nombre de patients (%) présentant un Ki67 élevé, faible et négatif, classés en fonction de leur statut actuel.

	Vivolibre de maladie	En direct avec maladie	Décédé	Total
Haut	6 (28,5%)	4 (19,0%)	11 (52.3%)	21
Sous	19 (90,4%)	0 (0,0%)	2 (9,5%)	21
Négatif	4 (66,7%)	0 (0,0%)	2 (33,3%)	6
Total	29	4	15	48

Survie et Ki67 Survie globale

Sur les 48 patients, 15 (31,25%) sont décédés ; 11 patients dans le groupe à Ki67 élevé, 2 patients dans le groupe à Ki67 faible et 2 dans le groupe à Ki67 négatif.

La survie globale pour l'ensemble du groupe était de 85 % à 12 mois et de 79 % à 24 mois, tandis que la survie globale à 2 ans était de 67 % dans le groupe à Ki67 élevé et de 96 % dans le groupe à Ki67 faible et négatif, ce qui est statistiquement significatif (figure 20).

Durée de survie (mois)

Figure 20. Survie globale pour les patients présentant un Ki67 élevé et un Ki67 faible-négatif. Les deux courbes sont significativement différentes.

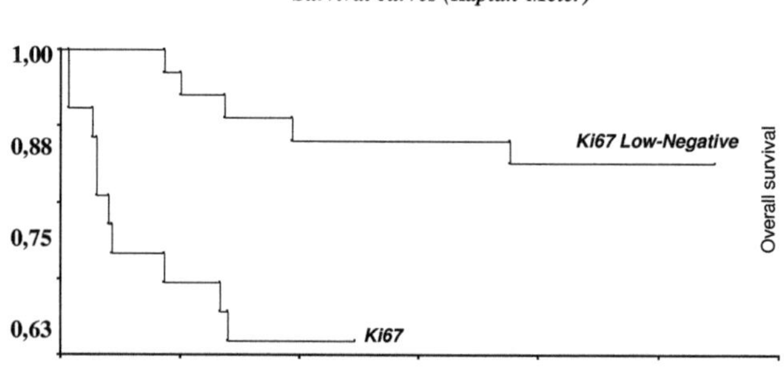

Survie sans récidive locale

Deux patients (4,2 %) ont présenté une récidive locale après la radiothérapie. L'un d'eux, 4,6 mois après la radiothérapie, a été traité par une nouvelle irradiation et une chimiothérapie. L'autre patient a présenté une récidive locale à 5,5 mois et a bénéficié d'une chirurgie de sauvetage 6,6 mois après la radiothérapie.

Les deux cas de récidive locale sont survenus chez des patients à Ki67 élevé, mais la survie mesurée à partir du patient ayant le plus long suivi dans le groupe à Ki67 élevé (74 mois) est statistiquement similaire à la survie sans récidive locale des patients à Ki67 négatif faible (100 %), il n'y a donc pas de différence significative (p=0,1045) dans la survie sans récidive locale.

32

Survie sans métastase

Seize patients (33,3 %) ont présenté des métastases après la radiothérapie, en moyenne à 19,5 mois (0,5-53,3 mois). Parmi eux, un a été traité par chirurgie + réirradiation, un patient n'a pas précisé de traitement de rattrapage et les autres sont décédés.

La survie sans métastase était de 83% à 12 mois et de 77% à 24 mois.

Des métastases sont apparues aussi bien chez les patients à forte teneur en Ki67 que chez ceux à faible teneur en Ki67, mais le groupe à forte teneur en Ki67 avait une survie sans métastase de 62 % à 12 mois, tandis que le groupe à faible teneur en Ki67 était de 93 %. À 24 mois, la survie sans métastase était de 57 % pour les patients à forte teneur en Ki67, tandis que pour les patients à faible teneur en Ki67 négatif, elle était de 85 %. Ces différences étaient significatives (p=0,0008), montrant que les patients à Ki67 élevé ont une survie sans métastase plus faible que ceux à Ki67 négatif faible (Figure 21).

Durée de survie (mois)

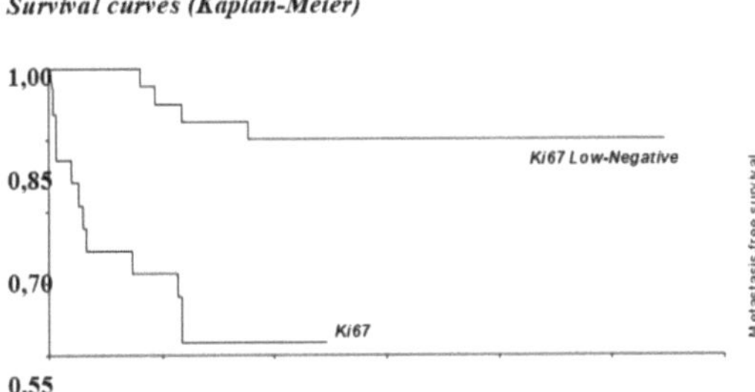

Figure 21. Survie sans métastase pour les patients présentant un Ki67 élevé et un Ki67 négatif. Les deux courbes sont significativement différentes.

Survie spécifique à une cause

Sur les 15 patients qui sont décédés, 14 (93,3 %) étaient dus au cancer, et un seul à une autre cause. La survie spécifique à la cause était de 85% pour 12 mois et de 79% pour 24 mois.

La survie spécifique à la cause était statistiquement différente dans les deux groupes contrastés (p=0,0075). Dans le groupe à Ki67 élevé, la survie à 12 mois est de 71 %, alors qu'elle est de 96 % dans le groupe à Ki67 faible négatif. A 24 mois, la survie spécifique à la cause était de 67% pour le groupe Ki67 élevé et restait à 96% pour le groupe Ki67 négatif faible (Figure 22).

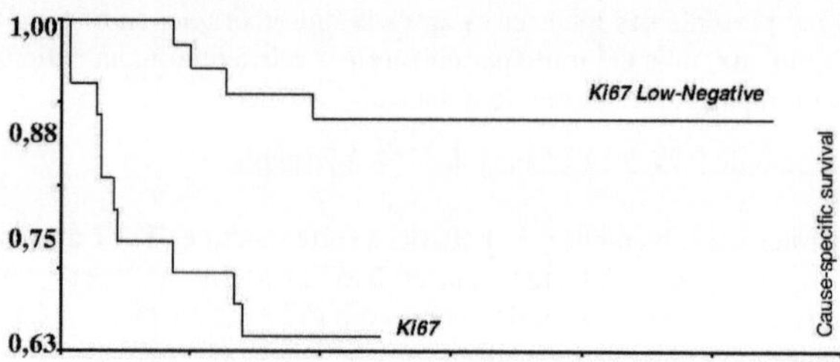

Figure 22. Survie spécifique à la cause pour les patients présentant un Ki67 élevé et un Ki67 faible-négatif. Les deux courbes sont significativement différentes.

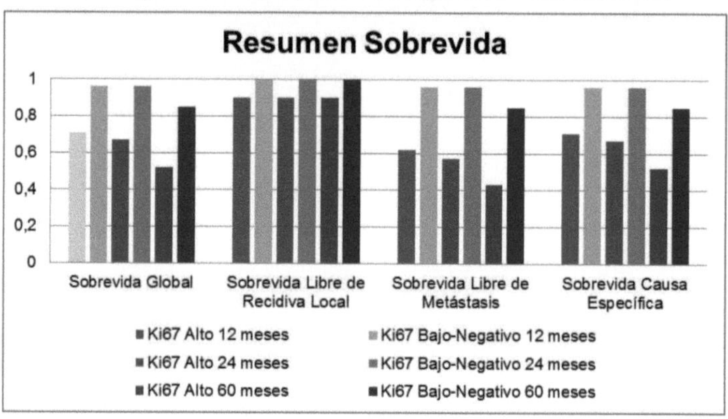

Figure 23. Résumé de la survie des patients présentant un Ki67 élevé et un Ki67 négatif.

La figure 23 montre qu'il existe des différences entre les groupes pour la survie globale, la survie sans métastase et la survie spécifique à la cause, mais pas pour la survie sans récidive locale.

Le tableau 4 présente un résumé de la comparaison des valeurs de survie à 12, 24 et 60 mois dans l'ensemble et par groupe, ainsi que le niveau de signification (p) pour la comparaison statistique de la survie entre les groupes à Ki67 élevé et à Ki67 négatif faible.

Tableau 4. Résumé de la survie des patients à 12, 24 et 60 mois après la radiothérapie. Le niveau de signification de la comparaison entre la survie des patients à forte teneur en Ki67 et celle des patients à faible teneur en Ki67 est indiqué.

Group	(months)	Global	Recurrence Local	Survival Free from Recurrence pecific	Survival Cause MetastasisS
All	12	0,88	0,96	0,83	0,88
	24	0,85	0,96	0,79	0,85
	60	0,71	0,96	0,67	0,71
Ki67 High	12	0,71	0,90	0,62	0,71
	24	0,67	0,90	0,57	0,67
	60	0,52	0,90	0,43	0,52
Ki67 Bass-Negative	12	0,96	1,00	0,96	0,96
	24	0,96	1,00	0,96	0,96
	60	0,85	1,00	0,85	0,85
Difference High vs Low-Negative		0,0151	0,1045	0,0008	0,0075

Analyse multivariée

Une régression linéaire multiple a été effectuée pour déterminer si le stade, la stadification TNM, le type de chirurgie et le type de radiothérapie avaient un effet sur la valeur numérique du Ki67. Une régression logistique a également été effectuée pour déterminer si ces facteurs avaient un effet sur le fait d'avoir un Ki67 faible-modéré ou élevé. Dans les deux cas, aucune des variables n'a été incorporée dans les modèles, de sorte que ces résultats ne nous permettent pas d'établir une relation entre ces facteurs et la valeur du Ki67. Par exemple, le fait qu'un patient soit T1 ou T3 ne change pas la probabilité que le patient ait une certaine valeur de Ki67 ou que la valeur de Ki67 soit élevée ou faible.

Évaluation du point de coupure pour Ki67

La classification des patients en fonction de leur pronostic et du niveau de Ki67 est présentée dans le Tableau5.Classification (tableau croisé) des patients en fonction du pronostic et du niveau de Ki67.

Niveau de Ki67	Bonnes prévisions	Mauvaises prévisions	Total
Ki67Low-Négatif	22	7	29
Ki67 Haute	5	14	19
Total	27	21	48

La sensibilité, ou fraction de vrais positifs, est de 67 %, de sorte que l'indice Ki67 est utile pour détecter 67 patients sur 100 qui auront un mauvais pronostic.

La spécificité, ou fraction de vrais négatifs, est de 81 %, ce qui signifie que le Ki67 détecte 81 patients sur 100 ayant un bon pronostic.

Le Ki67 est plus susceptible de détecter les patients qui n'auront pas un mauvais pronostic que ceux qui auront un mauvais pronostic, c'est-à-dire qu'il est plus spécifique que sensible.

La valeur qui maximise la sensibilité et la spécificité de Ki67 est le point où les courbes de sensibilité et de spécificité se croisent (Figure 24).

Ces courbes sont calculées par le programme InfoStat en supposant différents points de coupure possibles pour Ki67. Si nous prenons un point de coupure bas, la sensibilité sera élevée, car l'indice détectera la plupart des patients ayant un mauvais pronostic, mais la spécificité sera très faible car il sera pratiquement incapable de détecter les patients ayant un bon pronostic. Au contraire, si le seuil est pris très haut, il aura une sensibilité très faible (il détectera peu de patients de mauvais pronostic), mais il aura une spécificité élevée détectant les patients de bon pronostic. Le point optimal ou idéal est celui qui maximise les deux fonctions, c'est-à-dire leur intersection, soit dans ce cas une valeur théorique de 20,2 unités. Par conséquent, ce résultat nous permet de valider le point de coupure choisi (20%) comme le point idéal pour séparer les patients ayant un Ki67 élevé et faible.

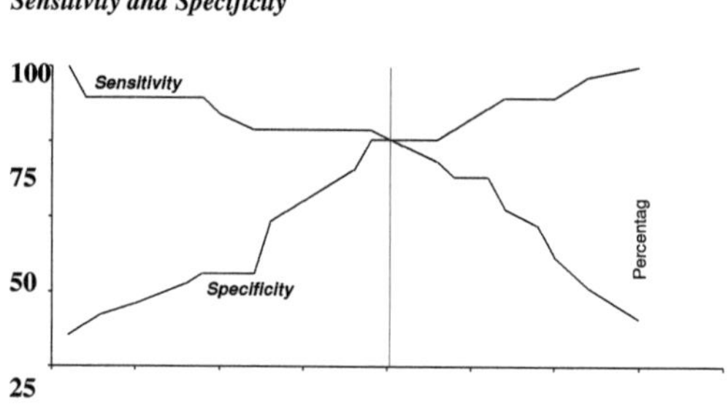

Figure 24 : Courbes de sensibilité-spécificité pour la détermination du seuil de Ki67.

L'AUC (*aire sous la courbe* ou aire sous la courbe ROC) est une mesure de la capacité du Ki67 à distinguer les patients de bon et de mauvais pronostic parmi tous les points de coupure possibles du Ki67. La courbe ROC représente la sensibilité (%) en fonction du complément de la spécificité (%) (Figure 25).

Dans cette étude, l'AUC était de 0,760 avec une erreur standard de 0,074 (p=0,0002) ; l'AUC obtenue se situe à un point intermédiaire entre l'absence de discrimination et la discrimination parfaite, et la valeur est significative (p=0,0002), il est donc raisonnable de proposer que le Ki67 est un indice avec une capacité acceptable pour la prédiction du pronostic chez les patients atteints de ce type de cancer.

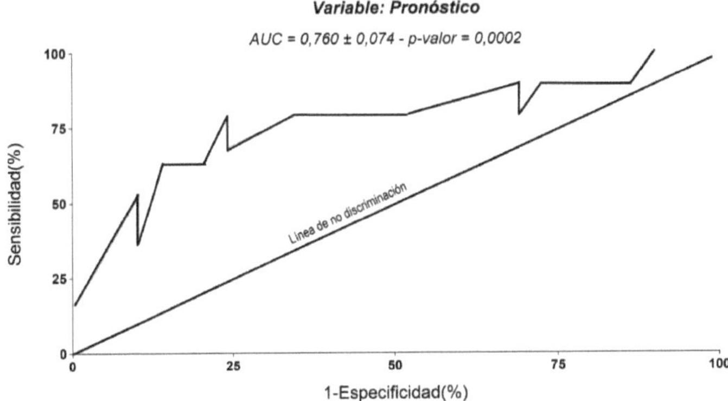

Figure 25 : Courbe ROC pour l'évaluation du Ki67 comme indicateur pronostique, reliant la sensibilité à la spécificité, qui se situe à un point intermédiaire, ce qui signifie que la valeur seuil est significative.

Chapitre IV

DISCUSSION

Fréquence

Les tumeurs des glandes salivaires sont rares, elles représentent environ 0,5% de tous les néoplasmes malins de l'organisme et correspondent à 3 à 6% des tumeurs malignes de la tête et du cou (3). Dans notre casuistique, la fréquence était légèrement supérieure à celle rapportée dans la littérature ; par rapport à tous les patients atteints de cancer épithélial de la tête et du cou traités à l'Institut Zunino au cours de la même période, les tumeurs salivaires représentaient 7,4%. L'une des caractéristiques de cette maladie est la grande variabilité des sous-types histologiques identifiés. Selon la dernière classification de l'OMS, en tenant compte uniquement des tumeurs épithéliales primaires, 22 sous-types de tumeurs malignes et 11 sous-types de tumeurs bénignes ont été décrits à ce jour (5), ce qui constitue un véritable défi, tant pour le diagnostic que pour la détermination de facteurs pronostiques pertinents et significatifs permettant de définir le traitement approprié et spécifique à chaque patient. Dans notre travail, sur un total de 48 patients inclus, nous avons eu 14 sous-types histologiques différents, qui sont selon leur ordre de fréquence : carcinome adénoïde kystique, carcinome muco-épidermoïde, adénome pléomorphe, adénocarcinome NOS, carcinome du canal salivaire, adénocarcinome basocellulaire, carcinome peu différencié-undifférencié, carcinome à grandes cellules peu différencié, carcinome épidermoïde, carcinome à petites cellules peu différencié, carcinome épithélio-myoépithélial, carcinome à cellules acineuses, carcinome sécrétoire et carcinome adénome ex plomorphe. Ceci confirme la grande hétérogénéité de cette maladie, compte tenu de sa faible fréquence (65). Le sous-type histologique le plus fréquent dans notre casuistique était le carcinome adénoïde kystique avec un total de 11 cas, ce qui correspond à 22,9% de l'ensemble de la série. Cette incidence coïncide avec celle publiée dans l'étude danoise de Larsen et al (59) où elle constitue 28% de leur série, et avec l'étude finlandaise de Luukkaa et al (66) où elle représente 27,6%. Le deuxième type histologique en fréquence était le carcinome muco-épidermoïde, avec 10 cas, représentant 20,8% de l'échantillon total, ce qui est également similaire à ce qui est rapporté dans les études de référence nordiques, où il constitue 16% dans l'étude danoise et 17,6% dans l'étude finlandaise (59,66). Cependant, la plupart des publications, y compris les livres d'oncologie, l'anatomie pathologique et différentes revues, mentionnent le carcinome muco-épidermoïde comme la tumeur maligne la plus fréquente. Il n'y a pas de concordance avec le deuxième type de tumeur le plus fréquent en fréquence, alors que certains auteurs mentionnent le carcinome adénoïde kystique comme le deuxième plus fréquent (67-70) ; il y en a d'autres qui avaient une fréquence plus élevée d'un autre type histologique dans leurs séries, comme le carcinome à cellules acineuses ou l'adénocarcinome NOS (41,71-72). Il y a même des auteurs qui considèrent le carcinome adénoïde kystique comme une entité de faible fréquence, avec une incidence de moins de 10% de toutes les tumeurs des glandes salivaires, bien qu'ils le mentionnent comme la tumeur la plus fréquente de la glande submandibulaire et des glandes salivaires mineures (72). Dans notre casuistique, l'adénocarcinome de type NOS suivait en fréquence avec 5 patients au total, soit 10% de l'échantillon, l'adénome pléomorphe avec 5 patients (10%) puis le carcinome canalaire avec 4 patients (8%). L'incidence de l'adénocarcinome NOS et du carcinome canalaire est variable selon les différentes publications de la littérature, surtout dans le cas de l'adénocarcinome NOS, ce qui est discutable, car certains auteurs suggèrent que cela est dû au manque de classification dans d'autres entités plus spécifiques ; tandis que l'adénome pléomorphe est la tumeur la plus fréquente des glandes salivaires, mais comme il s'agit d'une tumeur bénigne, dans ce travail, seuls ceux qui présentaient des récidives ayant nécessité un traitement par radiothérapie ont été inclus (3,71-75). Parmi les autres entités moins fréquentes, comme le carcinome peu différencié-undifférencié, le carcinome à petites cellules et le carcinome à cellules acineuses, nous n'avons eu qu'un ou deux patients dans notre série ; Mais dans les cas qui étaient des types de tumeurs beaucoup moins fréquents, qui sont considérés comme des tumeurs rares parce qu'il n'y a que quelques cas publiés dans la littérature internationale, comme le carcinome à grandes cellules (76-78), le carcinome épithélio-myoépithélial (79-81), le carcinome sécrétoire (82-85) et l'adénocarcinome basocellulaire (86-88), ont été publiés par notre groupe de travail (89-91), en plus des présentations dans différents événements scientifiques tels que des congrès nationaux et internationaux. Nous avons également inclus deux patients avec un diagnostic de carcinome épidermoïde squameux ou squameux, qui est une entité décrite comme un carcinome primaire des glandes salivaires, mais il est rare, car la plupart du temps il s'agit de tumeurs métastatiques secondaires provenant d'autres sites dans la région de la tête et du cou ; mais il doit être considéré comme originaire de la glande tant qu'aucun autre foyer possible de tumeur primaire n'est trouvé, et il existe plusieurs cas avec ces caractéristiques, y compris des séries, publiées dans la littérature (65,92-95), dans le cas des deux patients inclus dans notre étude. Dans l'histoire clinique, il a été confirmé qu'ils avaient été précédemment évalués de manière complète sans trouver de preuves qu'ils pouvaient avoir une autre origine primaire possible. Comme nous l'avons expliqué plus haut, la seule tumeur bénigne de notre série était l'adénome pléomorphe, précisant que seules ont été incluses celles qui avaient récidivé après un premier traitement chirurgical, soit en première ou deuxième récidive après la chirurgie ; et qui nécessitaient à ce moment-là un traitement par radiothérapie, elles ont donc été étudiées et évaluées comme des tumeurs malignes. Il y a même eu un patient avec ce diagnostic qui a présenté des métastases pulmonaires et est décédé de la maladie. Bien que cette issue soit exceptionnelle, il existe des cas publiés et ils font référence à plusieurs facteurs étudiés qui peuvent être liés à une évolution défavorable, tels que l'invasion de la capsule, les ganglions lymphatiques satellites, la taille de la tumeur, le sous-type myxoïde ; ou plus récemment décrits certains facteurs moléculaires tels que la pseudoploïdie, l'expression de l'oncoprotéine bcl2 ou le marqueur BMP6 (96-99). Bien que l'adénome pléomorphe soit une tumeur histologiquement bénigne, l'indication d'une radiothérapie est envisagée lorsqu'il s'agit d'une tumeur avec plusieurs récidives ; lorsque la récidive n'est pas résécable chirurgicalement ; ou lorsqu'une chirurgie a été réalisée mais qu'elle n'a pas pu être complètement réséquée et présente des marges compromises en raison de la maladie (100-102). En outre, il y avait un patient avec un diagnostic de carcinome ex adénome pléomorphe, parce qu'elle avait un diagnostic initial dans le même site d'adénome pléomorphe, mais dans la récurrence elle a présenté seulement la composante maligne épithéliale et pas stromale, ce potentiel de transformation maligne est décrit dans environ 2% des adénomes pléomorphes et peut augmenter avec le temps d'évolution (71,103-104). En ce qui concerne le sexe, la plupart des publications décrivent une légère prédominance chez les femmes allant de 52 à 55% environ dans le sexe féminin (3,59,67,71), dans d'autres il y a une prédominance chez les hommes, mais ne dépassant que 50% des patients (66), dans notre série le pourcentage était égal chez les hommes et les femmes, bien que cela varie en fonction du type histologique. Dans le carcinome adénoïde kystique, qui est décrit dans la littérature comme une tumeur de grande prédominance dans le sexe féminin (3,59,66), dans notre série il y avait 9 femmes et 2 hommes ; dans l'adénocarcinome de type NOS, la fréquence était aussi plus élevée dans le sexe féminin avec un rapport de 4 :1 ; mais dans d'autres histologies, comme le carcinome muco-épidermoïde et l'adénome pléomorphe, où une incidence plus élevée selon le sexe n'est pas clairement déterminée (3,71), dans notre casuistique il y avait une prédominance d'hommes.

Survival

La survie globale de l'ensemble du groupe était de 85% à 1 an ; 79% à 2 ans et 70% à 5 ans, ces données sont compatibles en principe avec les études de référence nordiques, qui sont similaires aux nôtres puisqu'elles ont évalué Ki67 et la survie ; dans l'étude danoise, elle est également de 70% à 5 ans pour l'ensemble du groupe (59), mais dans l'étude finlandaise (66), bien qu'elle soit similaire, elle est plus variable car elle est discriminée en fonction du sous-type histologique ; une association qui n'a pas été déterminée dans notre travail, puisqu'elle ne faisait pas partie des objectifs. Ces chiffres de survie sont légèrement supérieurs à ceux publiés dans les livres et les séries historiques (3,67,71) mais il faut tenir compte du fait que tous étaient des tumeurs localisées ou avec une maladie localement avancée, ils ont donc été traités par chirurgie, soit par résection complète ou partielle et radiothérapie postopératoire ; ou dans les cas où la maladie n'était pas résécable au départ, une radiothérapie (+/-chimiothérapie) a été réalisée comme traitement définitif, mais toujours à doses complètes avec des critères curatifs ; et tous les patients qui présentaient initialement des métastases à distance ont été exclus, ou ceux qui présentaient au départ une détérioration de leur état général, pour lesquels le traitement indiqué n'avait qu'un objectif palliatif. Les facteurs pronostiques les plus importants considérés jusqu'à présent sont principalement la taille de la tumeur, le TNM, le degré de malignité, les marges chirurgicales, l'invasion nerveuse, l'invasion lymphovasculaire et l'âge (105) ; récemment, on a commencé à publier des études qui mettent en relation l'expression de Ki67 avec le grade histologique de ces tumeurs, ce qui a conduit à l'étude ultérieure de cette relation avec le pronostic et la survie (106).

Ki67

Le premier objectif de ce travail a été de déterminer la fréquence de Ki67 dans les tumeurs des glandes salivaires, qui a été classée, comme expliqué ci-dessous, en haute, basse et négative ; sur les 48 patients évalués, 42 (87%) avaient un Ki67 positif, mais une expression élevée n'a été observée que chez 21 patients (43,7%), ce qui s'est avéré être un facteur préjudiciable au pronostic, tandis que chez 6 seulement elle était négative. Ki 67 est une protéine non-histonique qui n'est exprimée que dans les cellules qui sont dans le cycle cellulaire, dans n'importe quelle phase, mais elle commence à être exprimée en G1, augmente dans la synthèse et dans les phases ultérieures, alors qu'elle n'est pas exprimée dans celles en G0, donc son expression fournit une mesure directe de la fraction de la croissance cellulaire (106). Gerdes et al (107) ont décrit Ki67, un anticorps monoclonal de souris qui réagit avec un antigène nucléaire des cellules en prolifération active. Leurs études expérimentales sur des cellules stimulées par des mitogènes ont montré que l'anticorps reconnaissait un antigène présent à tous les stades du cycle de division cellulaire. Cependant, l'anticorps ne réagissait pas avec les cellules quiescentes ou les cellules au début de la phase G1 (G1T, G1A) qui avaient été stimulées par des mitogènes pour la première fois. L'immunomarquage de Ki67 a révélé une réactivité nucléaire dans plusieurs lignées cellulaires humaines en division active (cellules corticales du thymus, cellules germinales du centre des nodules corticaux, de la région du cou de la muqueuse gastrique, spermatogonies indifférenciées) et, en revanche, aucun effet sur les cellules bien différenciées (lymphocytes, monocytes, hépatocytes, cellules rénales, cellules pariétales de la muqueuse gastrique, cellules cérébrales) (107) (107). L'expression de l'antigène est réapparue dans les lymphocytes après stimulation par un mitogène (phytohémagglutinine) et a disparu dans les cellules HL-60 induites à se différencier en macrophages matures par exposition aux esters de phorbol. Ces résultats ont suggéré la possibilité d'utiliser l'antigène Ki67 pour évaluer la fraction de croissance, c'est-à-dire la proportion de cellules qui se divisent dans une tumeur. C'est ainsi que Gerdes J et al (42) ont réalisé, en 1984, les premières applications cliniques de l'anticorps contre l'antigène Ki67 dans les lymphomes non hodgkiniens. Cet anticorps reconnaît des parties recombinantes de l'antigène Ki67. Le gène de cet antigène est situé sur le bras long du chromosome 10 (10q25). L'antigène Ki67 commence à être exprimé en phase S, puis son expression augmente progressivement au cours des phases S et G2, pour atteindre un plateau en phase de mitose. Après la division, les cellules retournent à la phase G1 avec un stock de Ki67, dont le niveau diminue progressivement au cours de cette phase (108). L'activité proliférative d'une tumeur dépend de la fraction des cellules dans le cycle cellulaire (fraction de croissance ou G) en plus de la vitesse du cycle cellulaire. Il est évident que ni la fraction de croissance ni la vitesse du cycle cellulaire ne définissent à elles seules l'activité proliférative réelle d'une tumeur ; la fraction de croissance d'une tumeur peut être facilement évaluée par la mesure du Ki67, puisque cet antigène est exprimé dans toutes les cellules qui sont dans le cycle cellulaire (109-110).

Ki67 et grade histologique

Dans l'une des études menées par notre groupe de travail, 13 cas de carcinome muco-épidermoïde ont été évalués afin de déterminer les facteurs histoprognostiques, une immunomarcation a été réalisée pour les cas suivantsKi67, en plus de diverses colorations ; le classement du marquage de Ki67 a été effectué qualitativement en termes d'intensité de coloration, en élevé, faible et négatif. Les résultats ont montré qu'il y avait une relation directe entre une expression élevée de Ki67 et un grade histologique élevé, concluant qu'il devrait être considéré comme un facteur pronostique histologique et immunohistochimique, et devrait être associé à des études cliniques pour déterminer la corrélation avec la survie de ces patients (57). Dans le présent travail, le deuxième objectif était de reproduire ce résultat, en déterminant l'association de l'expression de Ki67 avec le grade histologique, mais ici elle a été évaluée quantitativement en considérant le pourcentage de cellules marquées ; et elle a été classée comme élevée, plus de 20%, faible entre 1 et 20%, et négative, moins de 1%. Dans la plupart des cas, il y avait une association entre un grade histologique élevé et un Ki67 élevé, mais ce n'était pas le cas dans tous les cas, et il y avait des variations selon les types histologiques. Dans le cas du carcinome adénoïde kystique, seuls deux patients avec des tumeurs de haut grade présentaient une valeur Ki67 élevée, mais la plupart étaient de grade modéré ou intermédiaire et la coloration était élevée chez certains et faible chez d'autres ; dans le cas du carcinome muco-épidermoïde, 66.6 % des patients présentant des tumeurs de haut grade présentaient également un Ki67 élevé, mais 25 % des patients présentant des tumeurs de grade intermédiaire avaient une coloration élevée ; dans l'adénocarcinome de type NOS, l'association était de 100 % puisque les 2 patients présentant des tumeurs de haut grade avaient un Ki67 élevé et que les patients de grade modéré présentaient une coloration faible ; tandis que dans le carcinome canalaire, qui par définition est une tumeur de haut grade et qui a été corroboré par le rapport histologique des patients évalués, 75 % avaient un Ki67 élevé et 25 % un marquage faible (111). Dans l'adénome pléomorphe qui est une tumeur bénigne ou de bas grade, il n'y avait aucun patient avec un marquage Ki67 élevé, mais dans les autres tumeurs de basse fréquence où il n'y avait que 1 ou 2 cas de chaque sous-type (incluant les carcinomes peu différenciés, carcinomes basocellulaires, carcinomes à cellules acineuses, carcinomes épidermoïdes, carcinomes épithélio-myoépithéliaux, carcinomes sécrétoires et carcinomes d'adénomes ex pléomorphes), l'association du Ki67 et du grade histologique était variable (111-112).

Ki67 et évolution clinique

En raison des résultats et des conclusions mentionnés dans les travaux précédents de notre groupe, l'objectif suivant de cette thèse était de déterminer l'association de Ki67 avec l'évolution clinique des patients atteints de tumeurs des glandes salivaires (57). Dans son travail de thèse de doctorat, Ruggeri (58) a étudié plusieurs biomarqueurs (MUC1 ; Ki67 ; erb2 et p53) dans des biopsies de tumeurs épithéliales bénignes et malignes des glandes salivaires de patients opérés avec une résection complète et les a mis en relation avec l'évolution clinique pour déterminer s'ils étaient associés au pronostic. Dans ses résultats, il a observé que le seul de ces marqueurs qui était lié à un pourcentage plus élevé de récidives dans les tumeurs bénignes et malignes était l'expression élevée de Ki67. Dans son travail, la graduation utilisée pour mesurer l'intensité du marquage était également qualitative, et il l'a classé en une, deux ou trois croix (58). Dans d'autres tumeurs a déjà démontré l'utilité de Ki67 comme facteur pronostique, comme dans le cancer du sein où il a été conclu qu'une expression élevée (plus de 20%) est associée à un plus mauvais pronostic (46-47) ; et aussi pour définir l'un des sous-groupes tels que Luminal A, dans lequel, en plus de récepteurs hormonaux positifs et Her2 négatif, doit avoir un Ki67 faible, moins de 20% (48-49), dont le pronostic est plus favorable ; et peuvent recevoir des traitements moins agressifs, puisqu'ils répondent au traitement hormonal, sans avoir besoin, dans la majorité des cas, de traitements de chimiothérapie, bien sûr, ceci est également associé à un autre facteur tel que le stade tumoral ; on peut donc en déduire qu'en plus d'être un facteur pronostique, il contribue également comme facteur prédictif de réponse aux traitements (50-51). D'autres types de tumeurs dans lesquelles Ki67 s'est avéré avoir une importance en tant que facteur pronostique se trouvent dans le SNC, où l'expression est directement associée à un grade élevé et à une plus grande agressivité, c'est donc un facteur qui, associé à d'autres, doit être pris en compte pour décider du traitement, principalement dans les gliomes : astrocytomes et oligodendrogliomes. Seulement en raison des caractéristiques du tissu nerveux qui a une prolifération cellulaire faible ou nulle, la valeur seuil pour être considéré comme une expression élevée est de 2% (52-54). Actuellement, il a été associé à la survie chez les enfants diagnostiqués avec des astrocytomes, ce qui ouvre également un domaine important pour la recherche, en tenant compte du fait que le SNC est une localisation avec une certaine fréquence dans les tumeurs solides chez les enfants (55). Par la suite, elle a été étudiée dans différents types de néoplasmes, jusqu'à ce qu'elle commence à être déterminée dans les tumeurs épithéliales des glandes salivaires, entre autres tumeurs de la tête et du cou. L'analyse de nombreuses publications a démontré la valeur pronostique de la prolifération cellulaire dans le carcinome épidermoïde de la cavité buccale, où une activité proliférative élevée est associée à un plus mauvais pronostic (113). Skálová et al.(114) ont évalué par immunohistochimie le matériel obtenu chez trente patients afin de mettre en relation la prolifération cellulaire avec le pronostic des carcinomes provenant des glandes salivaires. Selon ces auteurs, un indice de marquage Ki67 supérieur à 10 % est en corrélation avec un grade histologique élevé, une augmentation de la récidive tumorale et des métastases à distance, avec une diminution conséquente de la survie. Par conséquent, ils concluent que le Ki67 est un facteur pronostique significatif qui est lié à une incidence plus élevée de récidive tumorale et de métastases à distance. Vacchi-Suzzi et al.(115), dans une étude dans laquelle ils ont analysé la pertinence pronostique de la prolifération cellulaire associée à l'immunomarquage Ki67 dans les tumeurs malignes des principales glandes salivaires, ont conclu que les patients présentant des valeurs de 15% ou moins dans l'expression du Ki67 avaient un meilleur pronostic de survie que ceux présentant des valeurs supérieures à ce pourcentage. Luukkaa et al(66) ont corrélé l'expression IHC de Ki67 avec la survie des patients grâce à l'indice mitotique corrigé du volume mitotique Ki67 décrit par Haapasalo et al (116), qui correspond à Ki67/mm2 de tissu tumoral (Ki67 CVI). Les auteurs ont observé qu'un CVI Ki67 élevé était associé à une faible survie des patients atteints de cancer des glandes salivaires et ont conclu que cet indice pouvait être considéré comme un facteur pronostique indépendant chez les patients présentant une pathologie tumorale maligne de ces glandes. Dans la présente étude de thèse doctorale, nous avons évalué l'importance et l'intensité du marquage du Ki67 comme facteur pronostique chez les patients atteints de tumeurs des glandes salivaires qui avaient déjà été traités par radiothérapie pour une maladie localisée, il a été mis en relation avec l'évolution clinique post-traitement, et il a été démontré que les patients avec un Ki67 élevé présentaient une plus mauvaise évolution avec une mortalité significativement plus élevée, ce qui est clairement lié à une plus mauvaise évolution, ce qui est en accord avec les résultats des études mentionnées (59, 66, 114-115). Dans ces études, tous les patients présentant ce diagnostic ont été inclus, mais les caractéristiques spécifiques par rapport au stade et au traitement n'ont pas été décrites ou évaluées. Au contraire, dans notre étude, nous avons travaillé avec un groupe très spécifique de patients, qui avaient une chance de guérison et nécessitaient un traitement par radiothérapie.

Ki67 et survie

Les objectifs suivants étaient de mettre en relation l'intensité du marquage Ki67 avec le pourcentage de récidive locale, de métastases à distance et de décès par cancer, puis de réaliser une analyse statistique de la survie globale, de la survie spécifique à la cause, de la survie sans métastase et de la survie sans récidive locorégionale. Sur les 14 patients qui sont décédés suite à la progression de la maladie, dix avaient un Ki67 élevé et tous sont décédés de métastases à distance ; en outre, les cas qui ont présenté une récidive locale avaient également une valeur élevée du marqueur ; ce qui confirme que dans notre série il a été démontré qu'une valeur élevée du Ki67 est directement liée à un pourcentage plus élevé de métastases à distance et de récidive locorégionale de la maladie, avec un pourcentage plus élevé de décès liés au cancer ; ce qui est en accord avec ce qui a été publié dans la littérature internationale (66, 114115). Des tests statistiques ont été effectués pour évaluer la survie ; et il a été montré qu'un score Ki67 élevé est associé de manière statistiquement significative à une survie globale plus mauvaise, à une survie sans métastase plus mauvaise et à une survie spécifique à la cause plus mauvaise ; mais pas à la survie sans récidive locale, qui n'était pas statistiquement significative, mais cela peut être influencé par le faible nombre d'événements qui limite la puissance statistique des méthodes utilisées. En outre, des analyses multivariées ont été effectuées pour déterminer si d'autres facteurs peuvent avoir un effet sur l'implication du Ki67 avec l'évolution défavorable ; mais aucun des autres facteurs évalués n'a été trouvé pour influencer cette relation, il est donc conclu que le Ki67 est un facteur pronostique indépendant des autres déjà connus. Ces résultats sont en corrélation avec ceux décrits dans des études antérieures, notamment l'étude danoise (59) qui a démontré qu'indépendamment du sous-type de tumeur, du stade ou de l'aspect morphologique, l'indice Ki67 est un facteur pronostique important et indépendant. Cependant, ils concluent que cette valeur ne peut pas prédire seule le résultat clinique, car le stade est également un facteur pronostique très significatif. Par conséquent, les données cliniques et histopathologiques doivent être prises en compte lors de la planification du traitement de chaque patient, tout en gardant à l'esprit que les patients présentant un indice Ki67 élevé ont une moins bonne survie.
Il a également été évalué pour faire une deuxième comparaison entre les patients avec un faible pourcentage de Ki67 avec ceux qui ont présenté la valeur négative ; mais ce résultat n'a pas présenté de différences entre les deux sous-groupes ; ce qui peut probablement être lié à la taille de l'échantillon et dans le groupe de Ki67 négatif il y avait un patient qui a présenté des métastases après 7 mois de la fin du traitement ; cet événement pourrait être lié au stade avancé TNM de début du patient (59,104), mais il a influencé négativement au moment de faire une comparaison statistique entre ces sous-groupes. Tous les patients qui sont décédés

du cancer dans notre série sont morts de métastases à distance, ce qui était l'événement le plus associé à une expression élevée de Ki67, tandis que les patients qui ont présenté une récidive locale ou locorégionale, ont été traités ultérieurement avec une deuxième irradiation ou sauvés chirurgicalement et la plupart d'entre eux sont encore en vie ; mais le pourcentage de rechute locale était très faible, probablement en raison du schéma de radiothérapie utilisé (117- 118). Chez la plupart des patients, le type de radiothérapie utilisé était l'IMRT (radiothérapie à modulation d'intensité), qui garantit une dose plus élevée au niveau de la tumeur ou dans les zones compromises et les zones à risque de rechute, avec une irradiation moindre des tissus sains (119-120) ; et dans les cas où il était nécessaire de procéder à une nouvelle irradiation, cette technique a également été utilisée ou la SBRT (radiothérapie stéréotaxique) a été mise en œuvre ; Cette technique a également été utilisée ou la SBRT (radiothérapie stéréotaxique) a été mise en œuvre, la dose nécessaire pouvant être administrée de manière plus localisée et en quelques séances (1 à 5 fractions), pour autant que la récidive soit localisée ou de faible volume (121-122). En raison de la mauvaise évolution des patients présentant un Ki67 élevé, associée à d'autres facteurs pronostiques, on pourrait en déduire que ce groupe à risque devrait être considéré pour la proposition initiale d'un certain type de traitement systémique, puisque jusqu'à présent la chimiothérapie ou d'autres types de traitement systémique ne sont pas considérés comme standard pour le traitement de la maladie localisée. Ces résultats justifient la poursuite des études sur les traitements adjuvants, ou du moins leur prise en compte chez les patients qui sont initialement à haut risque (123). Jusqu'à présent, l'utilisation de la chimiothérapie, soit en adjuvant soit en combinaison avec la radiothérapie, reste controversée car elle n'a pas montré de bénéfice significatif dans les travaux réalisés (124-125), mais c'est souvent le cas lorsqu'il s'agit de tumeurs de faible fréquence, et surtout lorsque les facteurs de risque à prendre en compte pour l'inclusion des patients ne sont pas clairement déterminés (125). La chimiothérapie est actuellement considérée comme un traitement standard uniquement dans les néoplasies malignes récurrentes ou métastatiques des glandes salivaires, mais le taux de réponse objective continue d'être faible, avec un faible bénéfice en termes de survie, ce qui est prévisible lorsqu'elle est utilisée dans des stades très avancés de la maladie où le critère de traitement est palliatif, pour réduire les symptômes et éviter les complications dues à la tumeur ; cependant, c'est dans les stades précoces où le traitement a une intention curative et où il pourrait apporter un plus grand bénéfice, principalement aux patients qui ont un risque clairement démontré (126). Il existe des études qui ont montré que la chimiothérapie produisait un pourcentage significatif de stabilité de la maladie chez les patients à des stades avancés, mais elles rapportent qu'elles ont inclus une proportion significative de types histologiques de faible agressivité, de sorte qu'il est discuté si cette stabilité de la maladie est le véritable effet thérapeutique de la chimiothérapie, ou si c'est la biologie et le comportement indolent des tumeurs elles-mêmes qui sont incluses, ce qui est difficile à discerner (127). De nouvelles études évaluent également la possibilité d'utiliser des thérapies ciblées comme traitements systémiques possibles, car il a été observé que ces tumeurs peuvent présenter des mutations, principalement de K-Ras, ou une surexpression de Her2, et également dans certains sous-types histologiques, il peut y avoir l'expression de récepteurs hormonaux, principalement androgènes (128- 129) ; Par conséquent, des recherches sont menées sur l'utilité des médicaments dirigés vers ces cibles moléculaires, y compris les médicaments anti-androgènes, les inhibiteurs d'Her2 et d'ALK, qui ont déjà démontré des effets dans des tumeurs d'autres localisations ; avec lesquels il y a quelques résultats prometteurs dans les tumeurs des glandes salivaires, mais ceux-ci sont variables et sont encore considérés comme expérimentaux puisqu'il n'y a pas encore de preuves clairement démontrées (130-132).

Valeur seuil de Ki67

Un autre point important qui a été évalué dans ce travail est la valeur seuil de l'expression de Ki67. Cette valeur est variable en fonction du type de tumeur évalué. Dans le cas du cancer du sein, qui est celui dans lequel Ki67 a été le plus étudié, on considère aujourd'hui qu'elle est de 20%, mais cette valeur est toujours en discussion, et a varié en fonction de l'évolution des études cliniques réalisées ; où il existe une grande variabilité (46). Dans les tumeurs du SNC, la valeur seuil est faible, 2%, mais cela est dû aux caractéristiques de prolifération des cellules du tissu nerveux (52). Dans les tumeurs des glandes salivaires, la valeur seuil utilisée pour déterminer si l'expression de Ki67 est élevée ou faible est variable dans les différents travaux consultés ; elle a été déterminée qualitativement dans le premier travail publié par notre groupe (57) et plus tard dans d'autres publications internationales, on a considéré 10% dans le travail de Skálová (114) et 15% dans celui de Vacchi-Suzzi (115). Ensuite, les études nordiques ont considéré des valeurs plus élevées, comme 20% dans l'étude de Luukkaa. ou 26% dans l'étude danoise (59), où cette valeur a été déterminée parce que c'était le pourcentage moyen de marquage. Pour cette raison, et aussi parce que les tumeurs de notre population peuvent être biologiquement différentes de celles qui se produisent dans d'autres groupes ethniques, un test statistique a été effectué pour calculer une valeur seuil significative pour notre série de patients, et il a été déterminé que cette valeur était de 20,2%, de sorte que Ki67 a été considéré comme élevé pour ceux avec un marquage supérieur à 20% et faible pour ceux avec un marquage égal ou inférieur à 20%.

Ki67 et implications futures

Finalement, l'objectif général de l'étude, qui était de démontrer l'importance du Ki67 comme facteur pronostique indépendant dans les tumeurs des glandes salivaires, a été démontré avec ces résultats, qui sont cohérents avec ceux publiés dans la littérature internationale (59,66,114115). On peut en déduire que l'évidence démontrée de Ki67 comme facteur pronostique de plus mauvaise évolution chez les patients avec des tumeurs qui présentent une expression élevée du marqueur, devrait être prise en compte pour la réalisation de futures études chez les patients avec des tumeurs salivaires, soit pour l'indication correcte des thérapeutiques disponibles telles que la chimiothérapie ; ainsi que pour les travaux qui évaluent l'effet de nouveaux traitements tels que les thérapies ciblées ou l'hormonothérapie, de sorte que les sous-groupes qui pourraient bénéficier ou non de ces traitements puissent être identifiés (133-135). En outre, il s'agit du premier travail qui évalue l'importance du Ki67 réalisé exclusivement chez des patients présentant une maladie localisée qui ont tous été traités par radiothérapie avec des critères curatifs, ce résultat devrait donc être pris en compte pour planifier principalement des études adjuvantes, car il s'agit du groupe de patients dans lequel une guérison définitive devrait être tentée et où les options thérapeutiques devraient être optimisées.

CONCLUSIONS

1. Un grade histologique élevé était généralement associé à un Ki67 élevé, mais cette corrélation n'était pas de 100 %.

2. Tous les adénomes pléomorphes avaient un Ki67 faible ou négatif.

3. Le pourcentage de métastases à distance et de décès dus à la maladie était plus élevé dans le groupe de patients présentant un Ki67 élevé que dans ceux présentant un Ki67 faible ou négatif.

4. La survie globale, la survie sans métastase et la survie spécifique à la cause étaient significativement plus longues chez les patients présentant un Ki67 faible ou négatif par rapport aux valeurs trouvées chez les patients présentant un Ki67 élevé.

5. La survie sans récidive locale était statistiquement similaire dans les deux groupes de patients, bien que les deux cas de récidive locale aient été constatés chez des patients présentant un Ki67 élevé.

6. La valeur seuil de 20% pour distinguer les patients en groupes à Ki67 élevé et faible est une valeur qui optimise la capacité de diagnostic de l'indicateur, où les faux positifs et les faux négatifs sont minimisés.

7. Les résultats confirment que Ki67 est un marqueur pronostique important et indépendant chez les patients atteints de tumeurs des glandes salivaires traitées avec des critères curatifs.

Chapitre V

RÉFÉRENCES BIBLIOGRAPHIQUES

1-Pawlina Wojciech. Texte et Atlas d'histologie de Ross. 7th ed. Philadelphie ; Wolters Kluwer ; 595-601 ; 2016.

2-Sadler T.W. Langman Medical Embryology ; 13e édition. Madrid ; Lippincott Williams & Wilkins ; 385-425 ; 2016.

3-Mendenhall WM, Werning JW, Pfister DG : Traitement du cancer de la tête et du cou. In : DeVita VT Jr, Lawrence TS, Rosenberg SA : Cancer : Principles and Practice of Oncology. 10th ed.
Philadelphie ; Lippincott Williams & Wilkins ; 729-780 ; 2014.

4-Kazanceva A, Groma V, Smane L, Kornevs E, Teibe U. Potentiel prolifératif dans les tumeurs mixtes des glandes salivaires de Bening et sa valeur dans les néoplasmes primaires et récurrents. Stomatol Baltic Dental Maxilofac J ; 13:35-41 ; 2011.

5-Organisation mondiale de la santé : Classification OMS/AICR des tumeurs, 4e édition, Volume 9 : Classification OMS des tumeurs de la tête et du cou. Édité par El-Naggar AK, Chan JKC, Grandis JR, Takata T, Slootweg PJ. 2017.

6-Wang X, Luo Y, Li M, Yan H, Sun M, Fan T. Gestion des carcinomes des glandes salivaires - une revue. Oncotarget ; 8(3) : 3946-3956 ; 2017.

7-Rito M, Fonseca I. Tumeurs des glandes salivaires : la déviance morphologique reflète-t-elle l'hétérogénéité tumorale ? Pathobiology;85(1-2):85-95 ; 2018.

8-Patrón-Bolaños C, Acosta-Torres L, Tenorio-Rocha F, Jacinto-Alemán LF, Leyva-Huerta E. Patrons immunohistochimiques dans différentes variantes stromales d'adénomes pléomorphes : revue de la littérature. Histol Histopathol ; 31:239-248 ; 2016.

9-Valstar MH, De Ridder M, Van Den Broek EC, Stuiver MM ; Van Dijk, Van Velthuysen MLF, Balm AJM, Smeele LE. Adénomes pléomorphes des glandes salivaires aux Pays-Bas : A nationwide observational study of primary tumor incidence, malignant transformation, recurrence, and risk factors for recurrence. Oral Oncol ; 66:93-99 ; 2017.

10-Korba M, Chloupek A, Dabrowski J, Dománski W, Biernacka B, Lesniak Kliniczny W. Pleomorphic adenoma. Résultats d'une analyse rétrospective de 104 patients traités au Département clinique de chirurgie cranio-maxillo-faciale, Clinique d'oto-rhino-laryngologie et d'ocologie laryngologique de l'Institut militaire de médecine. Otolaryngol Pol ; 71(4):33-36 ; 2017.

11-Luna MA. Salivary mucoepidermoid carcinoma : revisited. Adv Anat Pathol ; 13(6):293-307 ; 2006.

12-Bai S, Clubwala R, Adler E, Sarta C, Schiff B, Smith RV, Gnepp DR, Brandwein-Gensler M. Salivary mucoepidermoid carcinoma : a multi-institutional review of 76 patients. Head and Neck Pathol ; 7:105-112 ; 2013.

13-Byrd SA, Spector ME, Carey TE, Bradford CR, McHugh JB. Prédicteurs de récidive et de survie pour le carcinome muco-épidermoïde de la tête et du cou. Otolaryngol Head Neck Surg ; 149(3):402- 408 ; 2013.

14-Coca-Pelaez A, Rodrigo JP, Triantafyllou A, Hunt JL, Rinaldo A, Strojan P, Haigentz M, Mendenhall WM, TakesRP, Poorten VV, Ferlito. Salivary mucoepidermoid carcinoma revisited. Eur Arch Otorhinolaryngol ; 272(4):799-819 ; 2015.

15-Lombardi D, Mc Gurk M, Vander Poorten V, Guzzo M, Accorona R, Rampinelli V, Nicolai P. Traitement chirurgical des tumeurs malignes salivaires. Oral Oncol ; 65:102-113 ; 2017.

16-Allon I, Vered M, Buchner A, Dayan D. Stromal differences in salivary gland tumors of the common histopathogenesis but with biological behavior : a study with picrosirius red and polarizing microscopy. Acta Histochem ; 108:259-264 ; 2006.

17-Lewis AG, Tong T, Maghami E. Diagnostic et gestion des tumeurs malignes des glandes salivaires de la glande parotide. Otolaryngol Clin North Am ; 49(2):343-380 ; 2016.

18-Zbaren P, Guelat D, Loosli H, Stauffer E. Tumeurs de la parotide : aspiration à l'aiguille fine et/ou coupe congelée. OtolaryngolHead Neck Surg ; 139(6):811-815 ; 2008.

19- Ali S, Palmer RL, Di Lorenzo M, ShahJP, Patel SG, GanlyI. Traitement du cou en cas de carcinome de la glande parotide. AnnSurgOncol ; 21(9):3042-3048 ; 2014.

20-Nobis CP, Rohleder NH, Wolff KD, WagenpfeilS, Scherer EQ, KestingMR.Carcinomes des glandes salivaires de la tête et du cou : dissection sélective du cou, oui ou non ? J OralMaxillofacSurg ; 72(1):205- 210 ; 2014.

21-Ji YD, Donoff RB, Peacock Z, Carlson ER. Repères chirurgicaux pour localiser le tronc principal du nerf facial en chirurgie parotidienne une revue systématique. J Oral Maxillofacial Surg ; 76 (2):438-43 ; 2018.

22-Richter SM, Friedmann P, Mourad WF, Hu KS, PerskyMS, HarrisonLB.Radiothérapie postopératoire pour les petites tumeurs parotidiennes de grade faible-intermédiaire avec des marges proches et/ou positives. Head Neck ; 34:953-956 ; 2012.

23-Shah K, Javed F, Alcock C, Shah KA, Pretorius P, Milford C. Traitement du cancer de la parotide par chirurgie suivie de radiothérapie à Oxford sur 15 ans. Ann R Coll Surg Engl ; 93:218-22 ; 2011.

24-Feinstein TM ; Lai SY, Lenzner D, Gooding W, Ferris RL, Grandis JR, Myers EN, Johnson JT, Heron DE, Argiris A.. Facteurs de pronostic chez les patients atteints de cancers des glandes salivaires localement avancés à haut risque traités par chirurgie et radiothérapie postopératoire. Head Neck ; 33(3):318-323 ; 2011.

25-Andreoli M, Andreoli SM, Shrime MG, Devaiah AK. Radiothérapie dans le carcinome acineux de la parotide : a-t-elle un impact sur la survie ? ArchOtolaryngolHead Neck Surg ; 138(5) : 463- 466 ; 2012.

26-ThomsonDJ, SlevinNJ, Mendenhall WM. Indications de la radiothérapie des glandes salivaires. AdvOtorhinolaryngol ; 78:141-147 ; 2016.

27-Jensen AD, NikoghosyanAV, LossnerK, HabererT, JäkelO, MünterMW, Debus J. COSMIC : un régime de radiothérapie à modulation d'intensité plus un ionboost au carbone à dose échelonnée et à balayage tramé pour les tumeurs malignes des glandes salivaires : résultats de l'essai prospectif de phase 2. Int JRadiat OncolBiolPhys ; 93(1):37-46 ; 2015.

28-Liu SM, Wang HB, Sun Y, Shi Y, Zhang J, Huang MW, Zheng L, LvXM, Zheng BM, Reilly KH, Yan XY, Ji P, Wu YF, Zhang JG. The efficacy of iodine-125 permanent brachytherapy versus intensity-modulated radiation for inoperable salivary gland malignancies : study protocol of a randomised controlled trial. BMC Cancer ; 16:193 ; 2016.

29-Alfieri S, Granata R, Bergamini C, Resteghini C, Bossi P, Licitra LF, Locati LD. Traitement systémique des carcinomes métastatiques des glandes salivaires : A pathology-driven paradigm ? Oral Oncol ; 66:58- 63 ; 2017.

30-Hong MH, Kim CG, Koh YW, Choi EC, Kim J, Yoon SO, Kim HR, Cho BC. Efficacité et sécurité de la chimiothérapie vinorelbine plus cisplatine pour les patients atteints de cancer des glandes salivaires récurrent et/ou métastatique de la tête et du cou. HeadNeck ; 40(1):55-62 ; 2018.

31-Cerda T, Sun XS, VignotS, Marcy PY, BaujatB, BaglinAC, Ali AM, TestelinS, ReytE, Janot F, ThariatJ. Un rationnel pour la chimioradiation (vs radiothérapie) dans les cancers des glandes salivaires ? Au nom du REFCOR (Réseau français des cancers rares de la tête et du cou). Crit Rev OncolHematol ; 91(2):142- 58 ; 2014.

32-RongrongLi, PhD, ShengjinDou, MD, MinRuan, PhD, ChenpingZhang, PhD, et Guopei Zhu, M. Étude de faisabilité et de sécurité d'une chimiothérapie concomitante basée sur des tests génétiques chez des patients atteints de tumeurs des glandes salivaires à haut risque. Médecine (Baltimore) ; 97(17) : DOI 10.1097/MD.0000000000010564 ; 2018.

33-Jakob JA, KiesMS, Glisson BS, KupfermanME, Liu DD, Lee JJ, El-Naggar AK, Gonzalez- Angulo AM, Blumenschein GR Jr. Étude de phase II du géfitinib chez des patients atteints de cancers avancés des glandes salivaires. Head Neck ; 37(5):644-649 ; 2015.

34-Dillon PM, Chakraborty S, MoskalukCA, Joshi PJ, Thomas CY. Carcinome adénoïde kystique : revue des avancées récentes, des cibles moléculaires et des essais cliniques. Head Neck ; 38(4):620-627 ; 2016.

35-Witt RL, Nicolai P. Néoplasmes bénins récurrents des glandes salivaires. Adv Otorhinolaryngol ; 78 : 63- 70 ; 2016.

36-Abu-Ghanem Y, Mizrachi A, Popovtzer A, Abu-Ghanem N, Feinmesser. Adénome pléomorphe récurrent de la glande parotide : expérience institutionnelle et revue de la littérature. J Surg Oncol ; 114 : 714-718 ; 2016.

37-VanderPoortenV, Guntinas-LichiusO. Scoring pronostique des néoplasmes malins des glandes salivaires. AdvOtorhinolaryngol ; 78:71-82 ; 2016.

38-Gandolfi MM, Slattery W. Tumeurs de la glande parotide et nerf facial. OtolaryngolClin North Am ; 49(2):425-434 ; 2016.

39- Fonseca FP, Sena Filho M, Altemani A, Speight PM, Vargas PA. Signature moléculaire des tumeurs tumeurs des glandes salivaires : utilisation potentielle comme marqueur de diagnostic et de pronostic. J Oral Pathol Med; 45(2):101-110;2016.

40-Do Prado RF, da Silva Machado AL, Colombo CE, Carvalho YR. Étude immunohistochimique de l'expression de l'acide gras synthase et du Ki-67 dans les tumeurs des glandes salivaires. J Oral Pathol Med; 40(6):467-475;2011.

41-Faur AC, Sas I, Motoc AG, Cornianu M, Zamfir CL, Lazar DC, Folescu R. Ki-67 and p53 évaluation par immunomarquage de l'activité proliférative dans les tumeurs salivaires. Rom J Morphol Embryol ; 56 (4):1429-1439 ; 2015.

42-Scholzen T, Gerdes J. La protéine Ki67 : du connu et de l'inconnu. J Cell Physiol ; 182(3):311-322,2000.

43-NamboodiripadA.A review:immunologicalmarkersformalignantsalivaryglandtumorsJ. OralBiol CraniofacRes;4 : 127-134 ; 2014.

44-Zhu S, Schuerch C, Hunt J. Review and update of immunohistochemistry in selected salivary gland and headandnecktumors. glandes salivaires et des tumeurs de la tête et du cou.Arch PatholLabMed ; 139 : 55-66;2015

45-Bussari S, Ganvir SM, Sarode M, Jeergal PA, Deshmukh A, Srivastava H. Détection immunohistochimique du marqueur prolifératif Ki-67 dans les tumeurs salivaires bénignes et malignes. glandes salivaires.JContemp Dent Pract ; 19 (4) : 375-383 ; 2018

46-Pathmanathan N, Balleine RL. Ki67 et prolifération dans le cancer du sein. J Clin Pathol ; 66 (6):512-516;2013.

47-Penault-Llorca F, Radosevic-Robin N. Évaluation du Ki67 dans le cancer du sein : une mise à jour. Pathologie ; 49(2):166-171 ; 2017.

48-Focke CM, Burger H, Van Diest PJ, Finsterbusch K, Glaser D, Korsching E, Decker T. Interlaboratoryvariabilityof Ki67 staininginbreast cancerEurJCancer ; 84 : 219-227 ; 2017.

49-Kreipe H. Ki67 : variance biologique intertumorale versus variance du test. Pathologe ; 39(2) : 272- 277 ; 2018.

50-SchlotterCM, Tietze L, Vogt U,HeinsenCV, Hahn A. Ki67 et lymphocytes dans la biopsie carottée préthérapeutique du cancer du sein primaire invasif : marqueurs positifs de la prédiction de la réponse au traitement et de la survie supérieure.HormMol Biol ClinInvestig; 32(2) : DOI 10.1515/hmbci-2017- 0022 ; 2017.

51-Peng JH, Zhang X, Song JL, Ran L, Luo R, Li HY, Wang YH. La chimiothérapie néoadjuvante réduit les taux d'expression de ER, PR, HER2, Ki67 et P53 du carcinome canalaire invasif.
Médecine (Baltimore) ; 98(2) : DOI 10.1097/MD.0000000000013554; 2019.

52-Cahill DP, Sloan AE, Nahed BV , Aldape KD, Louis DN, Ryken TC, Kalkanis SN, Olson JJ. Le rôle de la neuropathologie dans la prise en charge des patients atteints de gliome diffus de bas grade : A revue systématique et guide de pratique clinique fondé sur des preuves. J Neurooncol; 125(3):531-549 ; 2015.

53-Chen WJ1, He DS, Tang RX , Ren FH, Chen G. Ki-67 est un facteur pronostique précieux dans les gliomes : evidence from a systematic review and meta-analysis. Asian Pac J Cancer Prev; 16(2):411-420 ; 2015.

54-Elmaci İ, Altinoz MA, Bolukbasi H, Yapicier , Sav A. Résultats paradoxaux obtenus avec marquage Ki67 et l'indice PHH3-mitosis dans les tumeurs gliales une analyse de la littérature. ClinNeuropathol ; 36(6):272-282;2017.

55-Lopez-Aguilar JE, Sepúlveda-Vildósola AC, Fiueroa-Rosas AL, Rodruez-Florido MA, Ponce de León-Herrera MA, Ortiz-Azpilcueta M. Biomarqueurs moléculaires et association avec le cancer du sein. de León-Herrera MA, Ortiz-Azpilcueta M. Molecular biomarkers and their association with survivalin children with astrocytomas. survie chez les enfants atteints d'astrocytomes.Health(i)Science ; 20:373-377 ; 2014

56-Tang QL, Fan S, Li HG, Chang SH, Song Y. Expression de Cyr61 dans le carcinome adénoïde kystique salivaire primaire etsa relationavec le Ki-67et le pronostic. Oral Oncol ; 47(5):365-370 ; 2011.

57-Avila R E, Samar ME, Fonseca I, Olmedo L, Asis OG, Ferraris R. Mucoepidermoid carcinoma des glandes salivaires : facteurs pronostiques histologiques et immunohistochimiques. Int J Morphol ; 29 (2) 455-469 ; 2011.

58-Ruggeri M. Analyse des biomarqueurs pour le pronostic des néoplasmes des glandes salivaires. Thèse de doctorat en médecine et chirurgie. UNC.Córdoba,Argentine.ID:lil-727945;2014.

59-Larsen SR, Bjordnal K, Godballe C, Krogdahl A. Signification pronostique du Ki 67 dans les carcinomes des glandes salivaires. JOral Pathol Med ; 41(8):598-602;2012

60-Matthews DE, Farewell V. T. Using and understanding medical statistics. 4ème édition. Karger. Bâle. 2007.

61-Peto R, Peto J. Procédures de tests invariants de rangs asymptotiquement efficaces. Journal of the Royal Statistical Society. Series A 135(2):185-207 ; 1972.

62-Di Rienzo J.A., Casanoves F., Balzarini M.G., Gonzalez L., Tablada M., Robledo C.W. Version InfoStat. Groupe InfoStat, FCA, Université nationale de Córdoba, Argentine. URL http://www.infostat.com.ar. 2018

63-Cerda J, Cifuentes L. Utilisation des courbes ROC en recherche clinique. Aspects théoriques et pratiques. Rev Chil Infectol ; 29(2):138-141 ; 2012.

64-Balzarini M.G., Gonzalez L., Tablada M., Casanoves F., Di Rienzo J.A., Robledo C.W. InfoStat, Manuel de l'utilisateur. Bruges, Córdoba, Argentine. 2008.

65-Samar ME, Avila RE. Glossaire d'histopathologie - Tumeurs épithéliales des glandes salivaires. Córdoba. 3ème édition 2017.

66-Luukkaa H, Klemi P, Leivo, Vahlberg T, Grenman R. Prognostic significance of Ki67 and p53 as tumor markers in salivary gland malignancies in Finland : An evaluation of 212 cases. Acta Oncol ; 45:669-675 ; 2006.

67-Carson ER, Schlieve T. Salivary gland malignancies. Oral Maxillofac Surg Clin N Am ; 31 : 125-144 ; 2019.

68-Wang XD, Meng LJ, Hou TT, Huang SH. Tumeurs des glandes salivaires en Chine nostalgique une étude rétrospective de 2508 patients. Br J Oral Maxillofac Surg ; 53 : 132-137 ; 2015.

69-Israël Y, Rachmiel A, Ziv G, Nagler R. Tumeurs bénignes et malignes des glandes salivaires - caractéristiques cliniques et démographiques. Anticancer Res ; 36 : 4151-4154 ; 2016.

70-Pinheiro J, Sa Fernandes M, Pereira AR, Lopes JM. Sous-types histologiques et évaluation du comportement clinique des tumeurs des glandes salivaires. Acta Med Port ; 31(11) : 641-647 ; 2018.

71-Robbins et Cotran. Pathologie structurelle et fonctionnelle. 8th ed. Chicago ; Elseiver

Publishers ; 756-761 ; 2012.

72- Sequeiros Santiago G, Rodrigo Tapia JP, Llorente Pendas JL, Suarez Nieto C. Prognostic factors in adenoid cystic carcinoma of salivary gands. Acta Otorrinoraringol Esp ; 56 : 361-367 ; 2005.

73-Al-Qahtani KH, Tunio MA, Bayoumi Y, Gurusamy VM, Bahamdain FAA, Fatani H. Caractéristiques clinicopathologiques et résultats du traitement du rare, carcinome du canal salivaire de la glande parotide. J Otolaryngol Head Neck Surg ; 45:32-38 ; 2016.

74-Kim TH, Kim MS, Choi SH, Suh YG, Koh YW, Kim SH, Choi EC, Keum KC. Radiothérapie postopératoire dans le carcinome canalaire salivaire : une expérience d'une seule institution. Radiat Oncol J ; 32(3):125-131 ; 2014.

75-Osborn V, Givi B, Lee A, Sheth N, Roden D, Schwartz D, Schreiber D. Caractérisation, traitement et résultats du carcinome canalaire salivaire en utilisant la base de données nationale sur le cancer. Oral Oncol ; 71:41-46 ; 2017.

76-Schrank TP, Zhan KY, Lentsch EJ. Prédicteurs de résultats dans le carcinome indifférencié à grandes cellules des principales glandes salivaires. Laryngoscope ; 127 : 372-376 ; 2017.

77-Bernardini FP, Croxatto JO, Bandelloni R. Carcinome primaire indifférencié à grandes cellules de la glande lacrymale. Ophtalmology ; 118(6):1189-1192 ; 2011.

78-Kawaratani H, Tsujimoto T, Yoshikawa M, Kawanami F, Shirai Y, Yoshiji H, Morita K, Fukui
H. Carcinome neuroendocrine à grandes cellules présentant un gonflement du cou dans la glande submandibulaire : un rapport de cas. J Med Case Rep ; 7:81-84 ; 2013.

79-Politi M, Robiony M, Avellini C, Orsaria M. Carcinome épithélio-myoépithélial de la glande parotide : Aspect clinicopathologique, diagnostic et considération chirurgicale. Ann Maxillofac Surg ; 4(1):99-102 ; 2014.

80-Turk AT. Carcinome épithélio-myoépithélial des glandes salivaires : rapport de cas avec discussion sur les tumeurs salivaires primaires à cellules claires. Pathol Case Rev ; 20:17-21 ; 2015.

81-Dimitrijevic MV, Tomanovic NR, Jesic SD, Arsovic NA, Mircic AL, Krstic AM. Carcinome épithélial- myoépithélial - Revue des caractéristiques clinicopathologiques et immunohistochimiques. Arch Iran Med ; 18(4):218-222 ; 2015.

82-Jackson BS, Pratt TI, Van Rooyen A. Carcinome sécrétoire d'analogue mammaire : une tumeur rare des glandes salivaires. S Afr Med J ; 107(4):304-306 ; 2017.

83-Stevens TM, Parekh V. Carcinome sécrétoire analogue mammaire. Arch Pathol Lab Med ; 140:997-1001 ; 2016.

84-Hindocha N, Wilson MH, Pring M, Hughes CW, Thomas SJ. Carcinome sécrétoire analogue mammaire de la glande salivaire : un dilemme diagnostique. Br J Oral Maxillofac Surg ; 55(3):290-292 ; 2017.

85-Boon E, Valstar MH, Van der Graaf WTA, Bloemena E, Willeme SM, Meeuwis CA, Slootweg PJ, Smit LA, Merkx MAW, Takes RP, Kaanders JHAM, Groenen PJT, Flucke UE, Van Herpen CML. Caractéristiques clinicopathologiques et résultats de 31 patients présentant un carcinome sécrétoire des glandes salivaires confirmé par le gène de fusion ETV6-NTRK3 (analogue au cancer du sein). Oral Oncol ; 82:29-33 ; 2018.

86-Sulakshana MS, Deepti SF, Dayananda BS. Adénocarcinome basocellulaire de la glande salivaire - Une entité rare. IAIM ; 2(5):156-159 ; 2015.

87-Wilson TC, Robinson RA. Adénocarcinome basocellulaire et adénome basocellulaire des glandes salivaires : examen clinicopathologique de soixante-dix tumeurs avec comparaison des caractéristiques morphologiques et des indices de contrôle de la croissance. Head Neck Pathol ; 9:205-213 ; 2015.

88-Zhan KY, Lentsch EJ. Adénocarcinome basocellulaire des principales glandes salivaires : une étude au niveau de la population de 509 cas. Laryngoscope ; 126:1086-1090 ; 2016.

89-Garcia PE, Samar-Romani ME, Avila RE. Carcinome indifférencié à grandes cellules de la glande parotide : caractéristiques cliniques et pathologiques. Pathology Rev Latinamer ; 55(1):18-23 ; 2017.

90-Garcia PE, Samar ME, Avila RE. Carcinome sécrétoire analogue mammaire des glandes salivaires : caractéristiques histologiques et immunohistochimiques. Rev Fac Odont, UNC ; 27(2) ISSN:0325-1071 ; 2017.

91-Garcia PE, Avila RE, Samar ME. Rapport de cas d'adénocarcinome basocellulaire de la glande parotide : étude clinicopathologique et immunohistochimique. Odontostomatologie ; 31:71-77 ; 2018.

92-Mallikarjuana Rao G, Ranga Reddy SV, Janaki M, Lakshmi Reddy K. Primary squamous cell carcinoma of the submandibular salivary gland. Indian J Otolaryngol Head Neck Surg ; 56(2):125- 126 ; 2004.

93-Akhtar K, Sen Ray P, Sherwani R, Sidiqui S. Carcinome épidermoïde primaire de la glande parotide : une entité rare. BMJ Case Rep : DOI 10.1136/bcr-2013-009467 ; 2013.

94-Kulkarni AA, Thakur SS. Carcinome épidermoïde primaire de la glande salivaire submandibulaire avecsialo-cutaneousfistula:ararecasereport. J Clin Diagn Res ; 9(8):DOI 10.7860/JCDR/2015/14017.6409 ; 2015.

95-Taxy JB. Carcinome épidermique dans une glande salivaire majeure. A review of the diagnostic considerations. Arch Pathol Lab Med ; 125(6):740-745 ; 2001.

96-Werner RL, Castle JT. Adénome pléomorphe récurrent. Head and Neck Catholic ; 8(3):303-306 ; 2014.

97-Dulguerov P, Todic J, Pusztaszeri M, Alotaibi NH. Pourquoi les adénomes pléomorphes parotidiens récidivent-ils ? Une revue systématique des variables pathologiques et chirurgicales. FrontSurg ; 4:26 ; 2017.

98-ObtulovicovaK, StarekI, Salzman R, KalisA, EhrmannJ, SicakM, DvorackovaJ. Un adénome pléomorphe salivaire récurrent présente une expression immunohistologique accrue de l'oncoprotéine bcl-2. BiomedPapMedFacUnivPalackyOlomoucCzechRepub ; 159(3):460-465 ; 2015.

99-Enescu AŞ, EnescuA, CăpitănescuAN, MitroiMR, PădureanuV, DumitrescuEM, Albulescu DM, CiureaME. L'importance du marqueur BMP6 dans le processus de transition épithélio-mésenchymateuse dans l'adénome pléomorphe de la glande salivaire. Rom JMorpholEmbryol ; 58(1):145- 151 ; 2017.

100-Wallace AS, Morris CG, Kirwan JM, WerningJW, Mendenhall WM. Radiothérapie de l'adénome pléomorphe. Am JOtolaryngol. 34(1):36-40 ; 2013.

101-Mc Loughlin L, GillandersSL, Smith S, Young O. The role of adjuvant radiotherapy in management of recurrent pleomorphic adenoma of the parotid gland : a systematic review. Eur Arch Otorhinolaryngol. 276(2):283-295 ; 2019.

102-Aro K, Valle J, TarkkanenJ, MäkitieA, AtulaT. Adénome pléomorphe à récurrence répétée : un défi thérapeutique. Acta OtorhinolaryngolItal39(3):156-161, 2019.

103-Matsubayashi S et Yoshihara T. Carcinome ex adénome pléomorphe de la glande salivaire : une étude immunohistochimique. Eur Arch Otorhinolaryngol ; 264:789-795 ; 2007.

104-Di Palma S. Carcinome ex adénome pléomorphe, avec un accent particulier sur les lésions précoces. Head Neck Pathol ; 1:68-76 ; 2013.

105-IsraëlY,RachmielA, GourevichK, NaglerR. Probabilités de survie liées à l'histologie, au grade et au stade chez les patients atteints de tumeurs des glandes salivaires. Anticancer Res ; 39(2):641-647 ; 2019.

106-Gonzalez-Moles MA, Ruiz-Avila I, Rodriguez-Archilla A, Martínez Lara I. Suprabasal expression of Ki-67 antigen as a marker for the presence and severity of oral ephitelial dysplasia. Head end Neck ; 61:658-661 ; 2000.

107-Gerdes J, Schwab U, Lemke H, Stein H. Production d'un anticorps monoclonal réactif avec un antigène nucléaire humain associé à la prolifération cellulaire. Int J Cancer ; 31:13-20 ; 1983.

108- Liu SC, Klein-Szanto AJ. Marqueurs de prolifération dans l'épithélium oral normal et leucoplasique. Oral Oncol ; 36:145-151 ; 2000.

109-Brugal G. Interprétation des marqueurs de prolifération. Evaluation de la prolifération cellulaire en oncologie. Virchows Arch ; 427:323-341 ; 1995.

110-Cattoretti G, Becker MHG, Key G. Les anticorps monoclonaux contre les parties recombinantes de l'antigène Ki-67 (MIB-1 et MIB-3) détectent les cellules en prolifération dans les sections de paraffine fixées au formol et traitées par micro-ondes. J Pathol ; 168:357-363 ; 1992.

111-Ben-IzhakO, AkrishS, NaglerRM. Ki67 et le cancer salivaire. Cancer Invest ; 26(10):1015- 1023 ; 2008.

112-Saghravanian N, Mohtasham N, Jafarzadeh H. Comparaison des marqueurs immunohistochimiques entre le carcinome adénoïde kystique et l'adénocarcinome polymorphe de bas grade. J Oral Sci ; 51:509-514 ; 2009.

113-Pich A, Chiusa L, Navone. Pertinence pronostique de la prolifération cellulaire dans les tumeurs de la tête et du cou. Ann Oncol ; 15:1319-1329 ; 2004.

114-Skálová A, Leivo I. Prolifération cellulaire dans les tumeurs des glandes salivaires. Gen Diagn Pathol ; 142:7-16 ; 1996.

115-Vacchi-Suzzi M, Bocciolini C, Bertarelli C, Dall'Olio D. Le taux de prolifération Ki-67 comme marqueur pronostique dans les carcinomes majeurs des glandes salivaires. Ann Otol Rhinol Laryngol ; 119:677-683 ; 2010.

116-HaapasaloH, PesonenE, CollanY. Indice mitotique corrigé en fonction du volume (M/V-INDEX). La norme de l'activité mitotique dans les néoplasmes. PatholResPract ; 185(5):551-554 ; 1989.

117-Park G, Lee SW. Radiothérapie postopératoire pour le carcinome muco-épidermoïde des principales glandes salivaires : résultats à long terme d'une expérience dans un seul établissement. RadiatOncol J ; 36(4):317-324 ; 2018.

118-SafdiehJ, GiviB, Osborn V, Lederman A, Schwartz D, Schreiber D. Impact de la radiothérapie adjuvante pour les tumeurs malignes des glandes salivaires. OtolaryngolHead Neck Surg ; 157(6):988-994 ; 2017.

119-Castelli J, Simon A, Lafond C, PerichonN, Rigaud B, ChajonE, De BariB, OzsahinM, BourhisJ, deCrevoisierR. Radiothérapie adaptative pour le cancer de la tête et du cou. Acta Oncol ; 57(10):1284-1292 ; 2018.

120-Hsieh CE, Ho KC, Hsieh CH, Yen TC, Liao CT, Wang HM, Lin CY. Le SUV max de la tumeur primaire avant traitement sur les images TEP/CT au 18F-FDG prédit les résultats chez les patients atteints de carcinome des glandes salivaires traités par radiothérapie définitive avec modulation d'intensité. ClinNuclMed ; 42(9):655- 662 ; 2017.

121-Karam SD, Rashid A, Snider JW, Wooster M, Bhatia S, Jay AK, Newkirk K, Davidson B, Harter WK. IMRT avec boost de radiothérapie corporelle stéréotaxique pour les tumeurs malignes des glandes salivaires à haut risque : une série de cas. Front Oncol ; 4:268-275 ; 2014.

122-Karam SD, Snider JW, Wang H, Wooster M, LominskaC, DeekenJ, NewkirkK, Davidson B, Harter KW. Réirradiation des tumeurs malignes récurrentes des glandes salivaires par radiothérapie stéréotaxique fractionnée. JRadiatOncol ; 1(2):147-153 ; 2012.

123-Mifsud MJ, TanvetyanonT, MccaffreyJC, Otto KJ, PadhyaTA, Kish J, TrottiAM, Harrison LB, CaudellJJ. Radiothérapie adjuvante versus chimioradiothérapie simultanée pour la prise en charge des carcinomes des glandes salivaires à haut risque. Head Neck ; 38(11):1628-1633 ; 2016.

124-SayanM, VempatiP, Miles B, Teng M, GendenE, DemiccoEG, MisiukiewiczK, Posner M, Gupta V, Bakst RL. Traitement adjuvant des carcinomes des glandes salivaires. AnticancerRes ; 36(8):4165- 4170 ; 2016.

125-AminiA, WaxweilerTV, Brower JV, Jones BL, McDermott JD, RabenD, Ghosh D, Bowles DW, Karam SD. Association of adjuvant chemoradiotherapy vs radiotherapy alone with survival in patients with resected major salivary gland carcinoma : data from the National Cancer data base.
JAMAOtolaryngolHeadNeckSurg ; 142(11):1100-1110 ; 2016.

126-Nakano K, Sato Y, Sasaki T, ShimbashiW, Fukushima H, YonekawaH, MitaniH, Kawabata K, Takahashi S. Chimiothérapie combinée de carboplatine et de paclitaxel pour les patients atteints de carcinome avancé/métastatique des glandes salivaires : différences de réponses en fonction des différents diagnostics pathologiques.
ActaOtolaryngol ; 136(9):948-951 ; 2016.

127-Son E, Panwar A, Mosher CH, LydiattD. Cancers de la principale glande salivaire. J OncolPract ; 14(2):99-108 ; 2018.

128-Yeoh CC, DababN, Rigby E, ChhikaraR, AkaevI, Gomez RS, Fonseca F, Brennan PA, Rahimi S. Récepteur des androgènes dans le carcinome des glandes salivaires : examen d'un vieux marqueur comme nouvelle cible possible. JOralPatholMed ; 47(7):691-695 ; 2018.

129-VanBoxtelW, LocatiLD, van Engen-vanGrunsvenACH, BergaminiC, Jonker MA, FietsE, Cavalieri S,TootenS, Bos E, QuattroneP, VerhaeghGW, SchalkenJA, LicitraL, vanHerpen CML. Traitement adjuvant par privation d'androgènes pour le carcinome du canal salivaire à faible risque et à récepteurs d'androgènes positifs. EurJCancer ; 110:62-70 ; 2019.

130-Keller G, Steinmann D, QuaasA, GrünwaldV, Janssen S, Hussein K. Nouveaux concepts de thérapie personnalisée dans les carcinomes des glandes salivaires. Oral Oncol ; 68:103-113 ; 2017.

131-KamataYU, SumidaT, MuraseR, Nakano H, Yamada T, Mori Y. Blocage des phénotypes malins induits par les androgènes par l'administration de flutamide dans les cellules de carcinome du canal salivaire humain. AnticancerRes ; 36(11):6071-6075 ; 2016.

132-De Block K, VanderPoortenV, DormaarT, NuytsS, HaubenE, Floris G, DerooseCM, SchöffskiP, Clement PM. Carcinome métastatique HER-2-positif des glandes salivaires traité par trastuzumab et un taxane : une série de six patients. ActaClin Belg ; 71(6):383-388 ; 2016.

133-VanBoxtelW, Boon E, WeijsWLJ, van denHoogenFJA, FluckeUE, vanHerpenCML. Combinaison de docétaxel, trastuzumab et pertuzumab ou traitement par trastuzumab-emtansine pour le carcinome métastatique du canal salivaire. Oral Oncol ; 72:198-200 ; 2017.

134-Cipriani NA, Blair EA, Finkle J, KraningerJL, Straus CM, VillaflorVM, GinatDT. Carcinome sécrétoire des glandes salivaires avec transformation de haut grade, perte de CDKN2A/B, métastases à distance et absence de réponse soutenue au crizotinib. JSurgPathol ; 25(7):613-618 ; 2017.

135-Wang C, Li T, Yan F, Cai W, Zheng J, Jiang X, Sun J. Effet de la simvastatine et de l'inhibiteur de microARN- 21 sur les métastases et la progression du carcinome adénoïde kystique salivaire humain. Biomed Pharmacother ; 105:1054-1061 ; 2018.

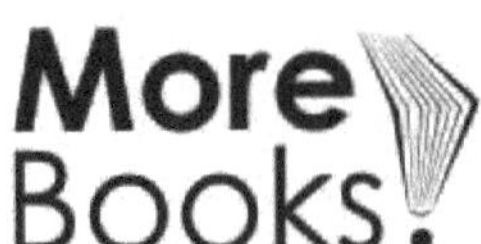

More
Books!

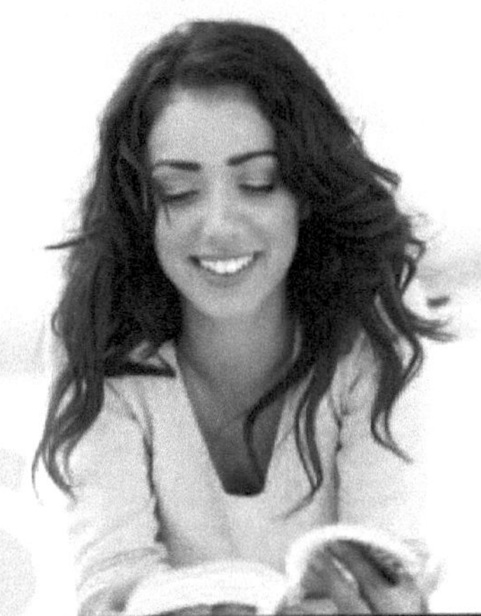

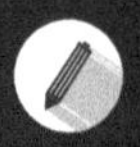

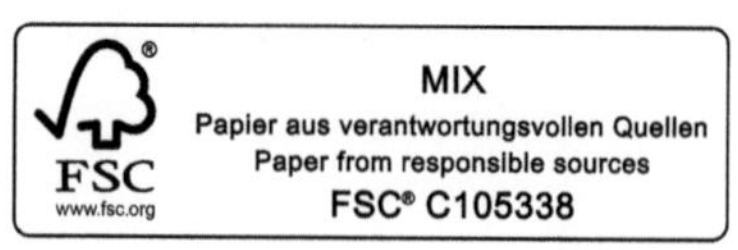

Printed by Books on Demand GmbH, Norderstedt / Germany